# EL DOCTOR RESPONDE

DR. JAVIER GUTIÉRREZ VALLS

# EL DOCTOR RESPONDE

Tu guía médica en casa

Grijalbo

Primera edición: mayo de 2019

© 2019, Javier Gutiérrez Valls
© 2019, Penguin Random House Grupo Editorial, S. A. U.
Travessera de Gràcia, 47-49. 08021 Barcelona

Printed in Spain – Impreso en España

ISBN: 978-84-17338-32-9
Depósito legal: B-5.429-2019

Impreso en Gràficas 94, S.L.
Sant Quirze del Vallès (Barcelona)

DO 38329

Penguin
Random House
Grupo Editorial

A Gloria, incuestionable eje

A Rosita, lo que queda de mi linaje

A Marta, por su increíble coraje

A Carlos, por su caballerosidad

A Yago, por su personalidad

A Nacho, por su jovialidad

A Trufa, por querernos a todos

# ÍNDICE

# Querido lector

Lo que tienes en tus manos es una guía clara y sencilla acerca de algunas de las enfermedades más frecuentes. Además de información directa, concisa y veraz, he querido traer a tu casa la cercanía de los médicos de toda la vida en un mundo que vive casi siempre acelerado y frenético.

Durante más de 35 años de profesión, he escuchado a muchos pacientes preocupados por síntomas y dolencias que ellos o sus familiares padecían, y he llegado a la conclusión de que estas dudas siempre se repiten. Lo que pretendo en este libro es darles respuesta con la inestimable colaboración de grandes profesionales de todas las especialidades. Creo que en nuestro país falta información básica y fácil de entender sobre muchas enfermedades y trastornos que, en realidad, todos hemos padecido, podríamos padecer o padeceremos a lo largo de nuestra vida. Si este libro sirve para ayudarte a entenderlas y mejorar tu salud, mi deseo se verá cumplido.

*El doctor responde* es también una alternativa a las cantidades ingentes de información médica que cualquiera puede encontrar hoy en día a través de internet. En efecto, el acceso es muy fácil, pero tal cantidad de datos –casi siempre erróneos– resulta abrumadora, así que el «doctor Google» no es una herramienta especialmente fiable en lo que a diagnósticos se refiere, aunque se abuse de tecnicismos que nos quieran hacer pensar que el tema se está tratando a fondo. Muchos de los temas médicos que se consultan en la red encubren publicidad, y esta es casi siempre engañosa.

A pesar de que mi objetivo final es ayudarte, *El doctor responde* no pretende en absoluto sustituir a tu médico, sino dotarte de unos conocimientos básicos y elementales de los padecimientos y enfermedades que con más frecuencia nos afectan, para poder comprender mejor las causas, los síntomas y las recomendaciones de nuestros médicos. Ante la duda, y siempre con criterio, un profesional en persona será siempre quien mejor te pueda ayudar, por mucho que los tiempos cambien.

Dr. Javier Gutiérrez Valls

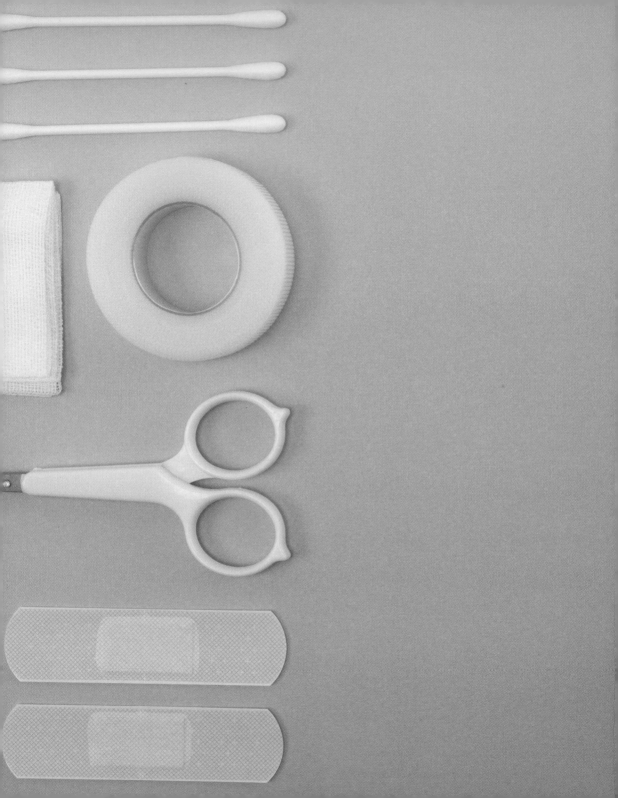

# BOTIQUÍN IMPRESCINDIBLE EN CASA

Tiritas, varios tamaños

Esparadrapo antialérgico

Gasas estériles

Vendas 10 x 10

Guantes desechables

Tijeras

Pinzas

Termómetro

Povidona yodada, desinfectante y antiséptico

Alcohol, desinfectante

Ibuprofeno 600 mg, analgésico, antiinflamatorio y antitérmico

Paracetamol 650 mg, analgésico y antitérmico

Loperamida 2 mg, antidiarreico

Metoclopramida 10 mg, antiemético

Cloperastina, antitusivo

Acetilcisteína, mucolítico

Sulfadiazina argéntica, espray para quemaduras

Hidroxicina, antihistamínico

Antigripal de venta libre

Pomada de ácido fusídico, antibiótico

Pomada de hidrocortisona, antiinflamatorio dermatológico

Pomada de diclofenaco, antiinflamatorio muscular

Es muy importante tener a mano los teléfonos de urgencias médicas, del ambulatorio y del servicio de taxi.

# ACÚFENOS

Son pitidos que se localizan en el oído, continuos o bien intermitentes, que no proceden del exterior.

DEFINICIÓN

Conocidos también como *tinnitus*, únicamente los oye la persona afectada, pues no proceden del exterior.

Se originan porque las células de la parte del oído interno llamada *cóclea* se desestructuran y envían señales erróneas de una manera continuada al cerebro.

Indican, por lo tanto, una alteración del oído interno y pueden ser unilaterales o bilaterales, aunque lo más frecuente es que afecten a un solo oído.

PREDISPOSICIÓN Y CAUSAS

Cualquier alteración del oído puede producirlos, aunque las causas más frecuentes son traumatismos en la cabeza, sobre todo en zonas próximas al oído; ruidos (traumas sonoros) bruscos, intensos y cortos, o bien duraderos y no intensos; cuerpos extraños alojados en el conducto auditivo, que pueden ser animados, como insectos o semillas, o inanimados, como arenilla, polvo, serrín, etc.

Existen medicamentos, como algunos antibióticos, salicilatos, quinina, etc., y enfermedades como la de Ménière, que tienen los acúfenos entre sus muchos síntomas.

Diagnosticarlos es sencillo, aunque averiguar la causa y la evolución es más complicado, ya que pueden durar unos pocos minutos y desaparecer para siempre o cronificarse y persistir durante meses. No es infrecuente que aparezcan cada día durante 24 horas y los 365 días del año, sin respetar siquiera las horas de sueño.

## PREVENCIÓN Y TRATAMIENTO

El ruido o zumbido puede ser llevadero o, por el contrario, ser muy molesto, llegando a interferir en la vida cotidiana de la persona afectada. No es raro que un sonido como un timbre o el llanto de un niño interfiera con el acúfeno y produzca un intenso dolor que se conoce con el nombre de *algiacusia*.

Algunos pacientes acaban desarrollando, a consecuencia de los acúfenos, problemas de comportamiento como, por ejemplo, depresión, ansiedad, irritabilidad o cambios de humor.

No existe ningún tratamiento curativo definitivo, solo eliminar la causa que los produce, si se conoce y se puede, y siempre comprender a la persona que padece este molesto problema. Los tranquilizantes y ansiolíticos ayudan con frecuencia a sobrellevar las molestias, aunque nunca debe abusarse de ellos.

**DR. EDUARD DURAN I CULAT**
*Otorrinolaringólogo*

**1_**Los zumbidos de oído, ¿siempre son síntoma de alguna enfermedad o a veces son un simple mal pasajero?

En general, cuando aparecen, tienden a la cronicidad, excepto si se producen por un trauma acústico pasajero, por el ruido intenso en una discoteca o en un concierto musical; en este último caso, suelen durar dos o tres días y desaparecen. En el síndrome de Ménière, los acúfenos pueden preceder a los vértigos propios del síndrome y avisar de que se van a producir los mareos. Por suerte, este síndrome no es continuo, pues aparece una vez al mes, cada seis meses e incluso cada tres o cuatro años.

**2_**¿Los niños pueden padecerlo igual que los adultos?

Es muy improbable que los niños lo padezcan, aunque en alguna ocasión tras un ruido muy intenso, por ejemplo, por la explosión de un petardo, pueda aparecer durante uno o dos días. Hay que tener cuidado, porque la onda expansiva de un petardo puede, incluso, perforar la membrana timpánica.

**3_**¿Están asociados a la toma de medicamentos?

Sí, pero en casos extremos. Por ejemplo, la aspirina puede producirlos, pero tomada en dosis muy altas, igual que la quinina. Antiguamente se daban casos por toma de antibióticos; en la actualidad los antibióticos ototóxicos no suelen emplearse.

**4_¿Pueden llegar a ser tan intensos que impidan dormir?**

Durante el día, con los ruidos ambientales, pueden llegar a hacerse imperceptibles; es durante la noche cuando se convierten en un verdadero problema para la persona que los sufre. Conforme va acercándose la hora de dormir, el paciente se siente cada vez más angustiado y temeroso de que llegue, lo que dificulta el descanso nocturno. En ocasiones, se necesita la colaboración del psicólogo o el psiquiatra para procurar un sueño reparador.

**5_¿Se debe evitar viajar en avión?**

Depende del consejo del otorrino, pero en general no. Se debe procurar tener la boca abierta al despegar y aterrizar, no estar cerca de los motores, para que el ruido sea más leve, y hacer varias veces durante el vuelo la maniobra de Valsalva, que consiste en cerrar la boca, tapar la nariz con el pulgar y el índice, e intentar expulsar el aire por la nariz.

# AFTAS BUCALES

Son pequeñas ulceraciones que aparecen en la mucosa bucal.

DEFINICIÓN

Las aftas o llagas bucales pueden aparecen en cualquier lugar de la mucosa bucal, aunque los más frecuentes son la cara interna de las mejillas, la lengua, las encías y el paladar.

Aparte del dolor intenso que ocasionan al hablar o al comer, no suelen producir más manifestaciones, aunque, en algunos casos, vienen acompañadas de ganglios submandibulares, pequeños bultitos en el cuello, debajo de la mandíbula.

Suelen aparecer de una a tres aftas y de un tamaño no superior a los 5 milímetros. Son de color blanco amarillento, rodeadas por una zona rojiza, y desaparecen espontáneamente en una o dos semanas sin dejar cicatriz.

PREDISPOSICIÓN Y CAUSAS

El 80 % de la población ha tenido aftas bucales en algún momento de la vida y son más frecuentes en las mujeres. Existe una predisposición familiar a padecerlas y, aunque no han podido asociarse a causas del todo comprobadas, sí se conoce con certeza que determinados estados carenciales, como la falta de hierro, de ácido fólico o de vitaminas del grupo B, se asocian a su aparición.

También hay una serie de alimentos que se consideran causantes, como los productos lácteos (todos los tipos de queso y sobre todo el Gruyère), los tomates, las nueces, los plátanos, las bebidas con cola y las alcohólicas. Sorprendentemente, hay constancia científica de que los fumadores desarrollan menos aftas que los que no lo son. Mediante diversos estudios se ha demostrado que el consumo de nicotina, ya sea a través de cigarrillos, en parches o en comprimidos, reduce de forma significativa la aparición de aftas, así como su tamaño y duración, aunque, por otra parte, los fumadores padecen con mucha más frecuencia cáncer de labio y de lengua.

## PREVENCIÓN Y TRATAMIENTO

En primer lugar, las personas que padezcan con frecuencia aftas bucales deben extremar la higiene bucal y dental, usando cepillos de cerdas suaves y dentífricos adecuados aconsejados por el odontólogo, al que deberán acudir con cierta frecuencia para revisar las prótesis dentales, en caso de llevarlas, y los posibles focos de caries, así como para eliminar el sarro.

En caso de aparición, cuando se noten los primeros síntomas, los remedios naturales con enjuagues de infusiones de manzanilla, té de roca o flor de saúco alivian el dolor y acortan el tiempo de evolución. También ha reportado beneficios hacer enjuagues bucales con agua templada con una cucharadita de cualquier jarabe antihistamínico, de los que pueden adquirirse sin receta médica, o los colutorios a base de clorhexidina, usados varias veces al día.

Aunque curan sin precisar tratamiento, en el caso de que existan varias al mismo tiempo y no se pueda aguantar el dolor, el médico puede aliviarlas con aplicaciones tópicas de anestésicos o infiltrando antiinflamatorios en la base del afta. También se suelen recetar corticoides mezclados con minociclina, un antibiótico muy eficaz también en procesos dermatológicos, para realizar enjuagues, pero debe controlarse estrictamente su administración, ya que la absorción a través de la mucosa bucal de los medicamentos es muy elevada; además, la minociclina puede teñir los dientes. Del mismo modo, el empleo de anestésicos locales debe hacerse con mucha precaución, porque, al mismo tiempo que inhibe el dolor, deja sin sensibilidad otras zonas de la mucosa digestiva.

**DRA. M.ª AGUSTINA SEGURADO RODRÍGUEZ**
*Dermatóloga*

**1_**¿Las aftas son lo mismo que los herpes simples?

No. Los herpes son una infección cutánea por virus (virus del herpes simple o VHS), mientras que las aftas (del griego *aphtein* «quemar») son pequeñas ulceraciones de color blanquecino rodeadas por un halo de color rojo.

**2_**Cuando se tiene fiebre y aftas al mismo tiempo, ¿se trata de la enfermedad llamada fiebre aftosa?

Nada que ver. La fiebre aftosa es una infección viral de animales (de la familia picornavirus), muy contagiosa entre ellos y en la que el hombre es un huésped accidental que rara vez se infecta y desarrolla la enfermedad. Los animales que la contraen desarrollan fiebre rápidamente y, en la cavidad oral y en las patas, vesículas que se rompen dejando erosiones redondeadas.

**3_**¿Hay enfermedades de transmisión sexual que cursan con aftas o estas son procesos aislados?

Es cierto que algunas enfermedades de transmisión sexual pueden cursar con lesiones aftosas, entre ellas la sífilis, la gonorrea o las infecciones herpéticas, por eso es importantísimo que, aunque parezcan banales, las vea un dermatólogo.

**4_¿Se transmiten de padres a hijos?**

En una gran parte de los casos, y sobre todo en aquellos en los que no se reconoce una causa clara, el tener brotes de aftas de forma reincidente puede ser de origen hereditario y resultar muy frecuente entre los miembros de una misma familia.

**5_¿Son contagiosas?**

En principio, no, aunque habría que descartar procesos infecciosos acompañantes. Una vez descartados, las aftas son, simplemente, una erosión de la piel que se cura en entre 7 y 10 días.

**6_¿Se presta la suficiente atención a la mucosa bucal?**

En general, no. Creemos que con la visita periódica al dentista está todo en orden y nos olvidamos de que la mucosa bucal contacta diariamente con alimentos fríos, calientes, salados, picantes, espinas, huesos, tenedores, etc., además de con partículas presentes en el aire que respiramos, a lo que hay que sumar los roces que se producen al comer y al hablar. Todos esos agentes pueden deteriorar la mucosa bucal.

# ALOPECIA

Pérdida del cabello localizada o difusa.

DEFINICIÓN

El cuero cabelludo de una persona adulta contiene entre 120.000 y 150.000 cabellos en continuo crecimiento, un milímetro cada tres días, y en continua caída, por lo que se acepta como normal perder diariamente cien cabellos. Si se supera esa cantidad, debe investigarse la causa que lo motiva.

Diferenciamos dos tipos de alopecia: la alopecia cicatricial, irreversible y definitiva, debida a la destrucción del folículo capilar, y la alopecia no cicatricial, la más común, en la que no hay destrucción folicular; por lo tanto, esta puede detenerse y, en ocasiones, repoblarse.

PREDISPOSICIÓN Y CAUSAS

Las causas más frecuentes de destrucción del folículo piloso y, por consiguiente, de alopecia cicatricial son quemaduras, abrasiones y enfermedades como el liquen plano, la tiña y el lupus eritematoso. Debido a su especificidad y poca frecuencia, las obviamos en favor de las no cicatriciales. Dentro de estas últimas, las más corrientes son la alopecia fisiológica consecutiva al deterioro corporal que traen los años en ambos sexos y la alopecia androgénica.

La alopecia androgénica, también conocida como calvicie común, es la más frecuente, sobre todo en varones. Se inicia con el aumento de las entradas y la aparición de la coronilla, y poco a poco se va despejando la parte superior del cuero cabelludo, pero respetando el cabello de la nuca y el de alrededor de las orejas. La mujer también puede presentarla en las mismas zonas, aunque no llega a ser tan intensa. Es la que más consultas dermatológicas origina y más gasto conlleva a quien la padece.

Existe otro tipo de alopecia denominada *areata*, en la que se pierde el pelo en áreas perfectamente delimitadas, lisas y brillantes. La placa alopécica puede ser única o pueden existir varias de diferentes tamaños. En ocasiones, confluyen producing grandes áreas sin pelo y también pueden afectar a todo el cuero cabelludo. Se desconoce la causa exacta, pero se sospecha que puede deberse a mecanismos autoinmunes o a situaciones psicoafectivas. La repoblación capilar es posible, aunque puede tardar varios meses.

El pelo también puede caerse debido a estados de estrés o ansiedad; enfermedades de la glándula tiroides; carencias de hierro; dietas de adelgazamiento mal controladas; a algunos medicamentos, como ciertos anticonceptivos, quimioterápicos, etc. En estos casos, solucionado el factor desencadenante, el cabello suele repoblarse, aunque no al cien por cien.

## PREVENCIÓN Y TRATAMIENTO

Aunque cada tipo de alopecia precisa un tratamiento y unos cuidados específicos, hay una infinidad de falsos mitos o leyendas urbanas que convendría aclarar por ser tan populares en la población general.

Solo se reconocen científicamente como tratamiento y se aceptan para ambos sexos las lociones de minoxidil y los comprimidos de finasteride, dutasteride y acetato de ciproterona. El resto es totalmente inservible. Los resultados son realmente muy buenos en detener la evolución o progresión de la alopecia, no tan buenos en cuanto a repoblar el cabello perdido, pero, de los estudios realizados avalados por sociedades dermatológicas, el 80 % de los varones y el 70 % de las mujeres están satisfechos con los resultados. Los dos sexos, en un 90 % de los casos, volverían a tratarse sin ninguna duda.

## EL EXPERTO RESPONDE

**DR. JAIME NASARRE CALVO**
*Dermatólogo*

**1_**¿Raparse el cabello lo fortalece?

Es un mito, cortarse el cabello no hace que crezca más rápido ni lo hace más fuerte. Un cabello débil no es consecuencia ni del tipo de corte ni del tipo de champú o de la frecuencia de lavado.

**2_**¿Que un padre sea calvo implica que los hijos también lo serán?

Según las leyes de la herencia, no al cien por cien, pero sí tienen más probabilidades de presentar alopecia los hijos de un padre o una madre alopécicos. De hecho, en consulta se ven mejores resultados al tratar una alopecia si no hay antecedentes familiares.

**3_**¿Cortar las puntas sanea el cabello? ¿Es cierto que el cabello respira mejor?

Cortar las puntas no estimula el crecimiento ni regenera el pelo, solo hace que, al cortar las partes más debilitadas del cabello, que son las más externas, mejore su aspecto estético. El cabello no respira. Si el cabello se cae, está débil o tiene mal aspecto, hay que buscar cuál es la causa. Una vez encontrada, sí que hay que atajarla para obtener un resultado satisfactorio.

**4_**¿Lavar el cabello a diario pudre la raíz?

No, es un mito. Lavarse el pelo todos los días no hará que se caiga más. El pelo que se cae al lavarnos la cabeza es el que está previamente dañado y se habría caído igual al peinarlo, cepillarlo e incluso con el roce de la almohada. Es fundamental llevar el pelo limpio, aunque cada persona precisará una frecuencia de lavado distinta, en la que influirán múltiples factores, sobre todo ambientales, como por ejemplo los trabajos al aire libre, donde el cabello se ensucia más que en una oficina o despacho.

**5_**Cuando hay caída de cabello, ¿por qué se piden análisis de sangre?

La analítica se utiliza para descartar que exista alguna deficiencia de hierro, vitaminas, alteraciones tiroideas o alguna otra patología que puede conllevar pérdida de cabello.

**6_**¿Cuáles son los últimos avances en su tratamiento?

La dermatología avanza lentamente, pero con paso firme. Últimamente, a los tratamientos mencionados se han añadido con seriedad científica el minoxidil por vía oral y el láser de baja intensidad. Prácticamente todos los remedios contra la alopecia anunciados son ineficaces. Es un hecho que la medicina seria no se anuncia en los medios de comunicación.

# ANGINA DE PECHO E INFARTO DE MIOCARDIO

Dolor torácico, consecutivo a un esfuerzo físico, producido por una enfermedad de las arterias coronarias.

DEFINICIÓN

La angina de pecho, o angor, se produce cuando el corazón no recibe la suficiente sangre rica en oxígeno para aumentar el ritmo y la fuerza de los latidos y así bombear más sangre al organismo cuando este lo necesita.

En el infarto de miocardio, la obstrucción de la arteria coronaria es completa e irreversible, con lo que el territorio del corazón, el miocardio, que tenía que estar irrigado por la arteria, se necrosa, es decir, muere, y en su lugar queda una cicatriz que ya no será capaz de contraerse para latir; así, el corazón pierde parte de su eficacia. Si el tejido necrosado es muy extenso, las consecuencias serán fatales.

PREDISPOSICIÓN Y CAUSAS

Se debe a que las arterias que lo nutren, las arterias coronarias, están parcialmente obturadas por placas de grasa. En condiciones normales o de reposo, no se precisa tanto oxígeno; por lo tanto, aunque las arterias coronarias estén algo obstruidas, pueden aportar el riego necesario. El problema se presenta al realizarse un esfuerzo físico, por ejemplo, levantar peso, correr, subir escaleras, correr contra el viento, etc. Una vez que el organismo se relaja, el dolor desaparece.

Este dolor anginoso es característico porque, además de calmarse con el reposo, es opresivo y de corta duración. Se inicia en el centro del pecho y se extiende, por lo general, al brazo izquierdo.

No es raro que se acompañe de sudoración, palidez y sensación de muerte.

Las características del dolor por infarto son similares al anginoso, pero el primero es más intenso y duradero, y no se calma con el reposo. Se acompaña de dificultad para respirar, ansiedad, sudoración y también sensación de muerte, que, por desgracia, puede ser cierta.

## PREVENCIÓN Y TRATAMIENTO

En ambas enfermedades los factores preventivos son importantísimos y con su control se reduce el riesgo enormemente. Son los recomendados en tantas ocasiones: deben evitarse el tabaco, la obesidad y la inactividad física. El nivel de colesterol en sangre debe estar dentro de los parámetros normales (no superar los 200 mg/dl ni los 150 mg/dl de triglicéridos), igual que el de la glucosa (entre 70-100 mg/dl en ayunas) y deben mantenerse unas cifras de tensión arterial adecuadas para cada edad (valores inferiores a 180 mm Hg de máxima sistólica y a 80 mm Hg de mínima diastólica).

Estar informado de los síntomas puede ser decisivo, sobre todo para las personas que han tenido en la familia casos de angina de pecho o infartos, o que no cumplan los requisitos aconsejados para evitar el riesgo cardiovascular. Está demostrado que la supervivencia tras un infarto va a depender del tiempo que pasa desde que aparecen los síntomas hasta que se inicia el tratamiento, por lo general en el servicio de urgencias de un centro hospitalario.

En el caso de infarto, la administración precoz de media aspirina de 500 mg, si no hay contraindicaciones como alergia o úlceras gastroduodenales, junto con una tableta de nitroglicerina sublingual, que puede repetirse cada cinco minutos hasta cuatro veces, combinandas con el reposo han salvado muchas vidas. En todo caso, cuanto antes se ponga el paciente en manos de un cardiólogo, mejor.

## EL EXPERTO RESPONDE

**DRA. PILAR CASILLAS ZUZUARREGUI**
*Cardióloga*

**1_Tras una angina de pecho, ¿qué se debe hacer?**

Seguir las recomendaciones del cardiólogo, tales como el control de los factores de riesgo: tensión arterial, peso, colesterol, no fumar, hacer deporte, etc. Si volviera a aparecer, el cardiólogo tendría que valorar si el tratamiento es insuficiente o si la enfermedad ha progresado y debe hacerse un electrocardiograma, pruebas de esfuerzo, etc.

**2_¿La aspirina es un fármaco estrella en cardiología?**

La aspirina, junto con otros fármacos a dosis bajas de 100 mg al día, se utiliza como antiagregante plaquetario en tratamientos de fondo y a largo plazo del angor y del infarto, con muy buenos resultados, pero no como tratamiento único.

**3_¿Deberíamos tener siempre aspirinas en casa?**

Si no hay ningún familiar con estas cardiopatías y se vive en una ciudad con servicio de urgencias o «código infarto», lo mejor es solicitar ayuda en caso de urgencia. En personas que presentan un posible problema cardiaco, si no están diagnosticadas con anterioridad o no tienen conocimientos médicos básicos, no se recomienda el uso de aspirina ni de ningún otro medicamento. La persona con la enfermedad conocida y tratada sí que debería llevar siempre consigo una aspirina, un espray bucal, un parche cutáneo o comprimidos sublinguales de nitroglicerina.

**4_¿En qué consiste el «código infarto»?**

Consiste en la activación de un conjunto de dispositivos asistenciales encaminados a atender médicamente lo antes posible y con la mayor eficacia a una persona con sospecha de infarto, derivándola no al hospital más cercano, sino al más adecuado. Se encargan de su activación los CAP (centros de asistencia primaria), los CUAP (centros de urgencia de asistencia primaria), los SEM (servicios de emergencias médicas) y los hospitales.

**5_¿Qué es un desfibrilador?**

Es un aparato que produce una descarga eléctrica sobre el pecho en caso de parada cardíaca o arritmias graves. Su misión es reiniciar la actividad cardíaca en condiciones de normalidad. Debido a su gran utilidad para evitar una muerte súbita, en la actualidad se están colocando en muchos lugares públicos, como aeropuertos, estaciones, grandes superficies comerciales, polideportivos, etc.

**6_¿Cuáles son los últimos avances en su tratamiento?**

Los cardiólogos están insistiendo en la importancia de la prevención. Por ello, normalizar el colesterol, lograr un peso adecuado, etc., va ligado a los avances. No hay avances espectaculares de última hora; el auténtico y más eficaz avance es eliminar factores desencadenantes, cosa nada fácil de cumplir, pero muy necesaria para la salud cardiovascular.

# ANOREXIA Y BULIMIA
Trastornos del comportamiento relacionados con la alimentación.

DEFINICIÓN

La anorexia es el temor obsesivo y exagerado a padecer sobrepeso u obesidad, que lleva a un irrefrenable impulso para adelgazar, limitando la alimentación hasta extremos peligrosos para la salud. En la bulimia, igualmente, hay preocupación por el peso y la imagen, pero quienes la padecen sufren una pérdida de control y comen impulsivamente de modo exagerado en un momento determinado, por lo general alimentos ricos en calorías, y enseguida intentan remediar las consecuencias del atracón vomitando o usando laxantes o diuréticos, e incluso haciendo ejercicio físico que roza en ocasiones la extenuación.

No son enfermedades exclusivas del sexo femenino, pero podría decirse que más del 80 % de las afectadas son niñas de 12 a 18 años. Si nos atenemos a las cifras que arrojan las estadísticas, resultan realmente espeluznantes, ya que nos informan de que en nuestro país la cifra de afectadas por ambas enfermedades supera ya el cuarto de millón, de las cuales más de sesenta mil nunca llegarán a la normalidad; incluso, de estas, más de diez mil morirán en los primeros veinte años de evolución de la enfermedad y, evidentemente, como consecuencia de ella.

PREDISPOSICIÓN Y CAUSAS

Las causas de ambas enfermedades son confusas, pero la base está en la exagerada preocupación por la imagen personal, que alcanza límites extraordinarios. Es raro que aparezca más tarde de los 25 años y en muchos casos ha habido obesidad en la infancia o existen entre los familiares próximos casos de sobrepeso u obesidad. Es también un factor determinante que exista una personalidad poco desarrollada, en un 10 % de los casos se asocia a un trastorno obsesivo compulsivo (TOC).

Ambas enfermedades comparten síntomas como la delgadez extrema, la astenia, la debilidad muscular, los mareos, la hipotensión arterial, la confusión, el cese de la menstruación (amenorrea), la frialdad de extremidades, la caída del cabello, las caries, las infecciones dentales y el insomnio. Con frecuencia se muestran muy interesados en comer solos y acuden con mucha frecuencia al lavabo.

## PREVENCIÓN Y TRATAMIENTO

Debe acudirse al médico cuando un adolescente adelgaza de manera importante, sufre aislamiento; tristeza; prefiere comer solo y en poca cantidad; exagera la práctica de ejercicio físico; nunca se ve agraciado físicamente; extrema el perfeccionismo; muestra baja autoestima, inexpresividad facial, negación del problema; cuenta las calorías de cada comida; se encierra en el baño tras comer o hace de la báscula un objeto imprescindible.

Las personas afectadas requieren tratamiento psicológico y muchas veces psiquiátrico, debido a que pueden llegar a consecuencias irreparables. La colaboración y apoyo familiar es imprescindible para que acepten tratarse y puedan superar el estado en que se encuentran. Por ello, los familiares allegados también deben acudir a psicoterapia para saber qué conducta es la adecuada y para enmendar las relaciones interfamiliares si estuvieran entre las causas de estos desarreglos.

**ANNA ALGUERÓ SERNA**
*Psicóloga general sanitaria*

**1_¿Estamos ante
enfermedades o
no llegan a serlo?**

Los trastornos de la conducta alimentaria son
enfermedades serias, no se trata de caprichos. Para
que tengan buen pronóstico, es muy importante
descubrirlas a tiempo y ponerlas en manos
de profesionales.

**2_¿Por qué se producen?**

No se conocen las causas concretas, pero sí los factores
predisponentes, como son, por ejemplo, el miedo
a engordar, la moda, las influencias de la industria
alimentaria y de las redes sociales, etc., que, junto
a situaciones de estrés o de inestabilidad emocional,
pueden producirlas.

**3_¿Padecen hambre?**

Sí, sus dos grandes preocupaciones son lo que han
comido y lo que van a comer próximamente. Solo
se pierde el apetito en las etapas finales del trastorno.
Antes lo han soportado y superado.

**4_¿Por qué las personas
anoréxicas se ven
gordas, aunque no
lo estén?**

Tienen una alteración de la percepción. Se sienten
gordas y feas, y frente a un espejo observan su cuerpo
ancho, con un volumen muy distinto al real. Hay una
grave distorsión cognitiva que no pueden evitar. Tienen
una percepción equivocada de su imagen corporal,
pero curiosamente no de la de otras personas.

**5_** Si una persona con este trastorno pide ayuda, ¿la obligarán a engordar?

Este es el gran miedo que tienen y que les impide buscar ayuda médica o psicológica. El profesional debe hacer entender que la finalidad de la ayuda no es hacer engordar al paciente, sino lograr un peso adecuado a su talla, dentro de lo que se considera saludable. Esto les hará recuperar un modo de vida mucho más gratificante, mejorar su autoestima y aprender a afrontar los problemas emocionales de una forma correcta.

**6_**¿Cómo se mejora la autoestima?

El papel del psicólogo es básico. Debe conseguir que el paciente valore las buenas cualidades que posee y sea consciente de ellas, lo cual hará que salga de la dinámica negativa en la que está inmerso. Solo pensando de forma optimista se pueden realizar la confianza y el respeto hacia uno mismo.

# ANSIEDAD

Estado emocional angustioso que produce un sentimiento de miedo o de temor más o menos acusado.

## DEFINICIÓN

Se conoce como *ansiedad adaptativa* un estado ligero o moderado de alerta ante situaciones consideradas amenazantes que, en condiciones normales, todas las personas experimentamos para hacer frente a estas situaciones. En cambio, los niveles elevados de ansiedad deterioran la capacidad normal para planificar, hacer juicios exactos o llevar a cabo tareas que precisan habilidad.

Cuando la ansiedad no es adaptativa, es decir, cuando el problema al que se pretende responder no es real, o si su intensidad o duración son desproporcionadas, se trata de una patología compleja y difícil de diagnosticar y tratar.

## PREDISPOSICIÓN Y CAUSAS

Hay una serie de enfermedades que pueden conducir a estados de ansiedad, como son las arritmias, el hipertiroidismo o el asma; en ocasiones puede ser el primer síntoma y es importante tener claro si se debe a una alteración orgánica.

También el consumo de algunos medicamentos, como los corticoides o algunos sedantes, puede favorecer su aparición. Entre los efectos de las drogas se encuentra también un estado ansioso, similar al que se produce cuando se abusa del café o cuando una persona con hábito alcohólico deja de beber y tiene síndrome de abstinencia.

Un estado ansioso ante cualquier situación de alerta puede aparecer lenta o bruscamente, de manera que en ocasiones se va desarrollando a lo largo de horas e incluso días, aunque lo más frecuente es que aparezca de inmediato tras el estado de riesgo que lo motivó. Su duración también es variable; una vez que la circunstancia amenazante o preocupante está controlada, el estado de alerta o de ansiedad disminuye.

Las manifestaciones más frecuentes de ansiedad aparecen como inquietud, inseguridad, miedo a perder el control, a morir... En el plano físico aparecen dificultades respiratorias, sudoración, taquicardias, rigidez muscular, náuseas y, con frecuencia, un malestar general que la persona no sabe o no puede explicar.

## PREVENCIÓN Y TRATAMIENTO

La ansiedad adaptativa no debe tratarse, ya que es una defensa normal de la persona. Puede ser más o menos acusada, pero es necesaria ante situaciones de riesgo, ya que favorece la adaptación y el afrontamiento de la causa que la originó. La conducta que deberíamos seguir ante una crisis de ansiedad es intentar que la persona afectada mantenga la calma en un ambiente en penumbra y sin ruido, convenientemente acompañado, si así lo pidiera, aunque no se le debería dejar solo si se sospecha que podría autolesionarse.

La toma de infusiones relajantes, como la tila, puede ayudar a controlar la situación, aunque la mayoría de veces se precisa ayuda médica, que suele consistir en la administración de ansiolíticos.

Estos medicamentos no deben tomarse sin prescripción médica y tampoco deben dejar de tomarse sin que el médico así lo aconseje. Nunca deben mezclarse con bebidas alcohólicas y se debe extremar la precaución si han de manejarse máquinas, vehículos o realizar funciones que requieran atención máxima.

# EL EXPERTO RESPONDE

**ANNA ALGUERÓ SERNA**
*Psicóloga general sanitaria*

**1_**¿Se puede morir de un ataque de pánico o crisis de ansiedad?

No, aunque se puede tener sensación de muerte inminente cuando hay taquicardias u opresión torácica. Se parece a un infarto por activación emocional, pero no pone en peligro la vida.

**2_**¿Se tiene miedo a perder el control?

Sí, algunas personas lo sienten: miedo a quedarse paralizado, a hacer cosas ridículas, a gritar, a correr sin rumbo, a romper objetos o a hacerse daño a uno mismo o a otros, etc. Son creencias que no se corresponden con el miedo y el pánico. Estos no son dañinos, solo desagradables.

**3_**¿Qué diferencia hay entre miedo y fobia?

El miedo es una reacción normal delante de una amenaza real; en cambio, la fobia es un miedo irracional ante un estímulo que no es peligroso en relación con la intensidad que sentimos. Por ejemplo, podemos sentir miedo al presenciar un atraco; por el contrario, si no salimos de casa o cambiamos de calle por miedo a encontrarnos una paloma que nos pueda hacer daño, se trata más bien de una fobia.

**4_¿Qué especialistas tratan los trastornos de ansiedad?**

Los profesionales especializados en el tratamiento de este trastorno son los psicólogos y los psiquiatras. Lo mejor es una combinación de terapia psicológica y terapia farmacológica si es necesario, dependiendo de cada caso en concreto.

**5_¿La ansiedad puede originar o derivar en otros problemas psicológicos?**

Sí. Con mucha frecuencia deriva en depresión o en situaciones de miedo exageradas (fobias), por ejemplo, a estar en espacios abiertos (agorafobia), a la luz (fotofobia), al agua (hidrofobia), a la muerte (necrofobia), a las alturas (acrofobia), etc.

**6_¿Los ansiolíticos naturales pueden producir dependencia?**

No producen ni efectos secundarios ni dependencia. Además de la tila que hemos mencionado antes, también disponemos de remedios como la melisa, la lavanda, la pasionaria, la manzanilla y la valeriana, que, bajo la forma de infusiones, proporcionan muchos beneficios.

# ARTRITIS

Inflamación de las articulaciones de los huesos.

DEFINICIÓN

Recibe el nombre genérico de *artritis* cualquier alteración en las articulaciones que se manifieste con dolor e inflamación. La forma reumatoide de la enfermedad se caracteriza por la lenta pero imparable destrucción de la articulación si el proceso no se trata médicamente y de forma adecuada.

La mujer tiene una predisposición mayor a padecerla (tres mujeres por cada varón). El 85 % de los pacientes desarrollan la enfermedad entre los 35 y los 50 años de una manera lenta y muy poco sintomática. Sin embargo, a pesar de que la progresión se manifiesta con brotes periódicos leves, hasta un 10 % de los enfermos la padecen de forma brusca e inesperada.

PREDISPOSICIÓN
Y CAUSAS

Se desconoce qué es lo que provoca la artritis exactamente, aunque se barajan múltiples factores para explicar el desarrollo de la enfermedad. Unos son infecciosos, principalmente debidos a virus; otros, hormonales, genéticos e incluso ambientales, entre los que sorprende la dieta. Está comprobado que el aceite de oliva y las verduras reducen el riesgo de padecerla y fumar duplica la posibilidad de sufrirla. Son también causas conocidas las infecciones repetidas de amígdalas, las picaduras de garrapata y el déficit de vitamina D.

Los primeros síntomas que aparecen son debilidad muscular, pérdida de apetito, anemia, fatiga y febrícula. Poco después comienzan el dolor y la inflamación de la articulación o articulaciones afectadas, así como la dificultad para iniciar por la mañana los movimientos habituales, hecho que recibe el nombre de *rigidez matutina*. Las primeras articulaciones que suelen verse afectadas son las de las manos y los pies, aunque no tarda en aparecer en muñecas, rodillas, codos, etc., con una característica: afecta simétricamente a las articulaciones de ambos lados.

## PREVENCIÓN Y TRATAMIENTO

Ante un dolor articular se debe dejar reposar la articulación afectada, aplicar calor local y cremas antiinflamatorias, que, aunque son de dudosa eficacia, es beneficioso utilizar realizando un masaje sobre la zona dolorida.

En caso de tener predisposición a padecer este tipo de molestia, conviene dormir sobre colchón duro y abrigarse convenientemente durante el invierno (no olvidar los guantes para las manos), así como evitar mojarse con la lluvia. Al inicio de los síntomas que anuncian una fase dolorosa, tomar ibuprofeno o paracetamol suele ser suficiente; si fuera necesario otro tipo de analgésicos o antiinflamatorios más potentes, será el médico el que los suministre. Hay que olvidar el concepto de que las enfermedades reumáticas son exclusivas de la tercera edad, pues los niños y principalmente las mujeres jóvenes también tienen altas incidencias de procesos reumáticos, cuyo diagnóstico y tratamiento temprano va a evitar la aparición de consecuencias en un futuro.

**DR. JAUME VILARÓ I ANGULO**
*Cirujano artroscópico*

**1_**¿En qué se diferencian artritis y artrosis?

La artritis es una inflamación de la articulación producida por infecciones, traumatismos articulares o incluso por enfermedades autoinmunes. La artrosis se debe al envejecimiento o desgaste de la articulación.

**2_**¿Puede practicar deporte el paciente artrítico?

El dolor que provoca la artritis puede, en cierta forma, limitar los ejercicios físicos o el deporte, pero esto no significa que no deba realizarse ninguna actividad. Los tipos de deporte o actividades físicas que pueden realizarse son aquellos que no necesitan una excesiva carga sobre las articulaciones afectadas, como yoga, tai-chi, pilates, *aquagym*, natación e incluso bicicleta estática o de paseo. Los movimientos deben ser suaves, controlados, repetitivos y constantes. Es conveniente seguir una disciplina de trabajo, pero sin llegar al dolor articular o a la fatiga muscular.

Para empezar, es suficiente con 5 minutos, dos veces al día y aumentar según lo tolere el cuerpo.

**3_**¿Por qué cuesta empezar a movilizar la articulación por la mañana?

Como apuntábamos antes, la inflamación articular —artritis— produce dolor, inflamación y engrosamiento de la articulación. Estos factores provocan que durante el reposo nocturno la articulación entre como en un letargo y por este motivo por la mañana cueste movilizarla, por lo general en los primeros minutos, para después volver a moverla de forma progresiva. A diferencia de la artrosis, en la que, generalmente, con el reposo el dolor desaparece, la artritis empeora con el reposo.

**4_¿El clima influye en los dolores articulares?**

El clima no es causa de enfermedades artríticas, pero sí que influye en los síntomas del paciente. No hace que la enfermedad mejore o empeore. El frío, la humedad, los cambios de presión atmosférica, etc., son factores que influyen negativamente sobre la enfermedad.

**5_¿Una prótesis es una solución ante la artritis de una articulación?**

La prótesis es la solución final. Antes de proceder a la sustitución de una articulación enferma por una prótesis, es imperativo haber pasado por todo un protocolo, una secuencia de tratamiento tanto etiológico (curar la enfermedad) como sintomático (tratar los síntomas). Debe saberse que una prótesis sufre desgaste y que cuanto más joven sea el paciente al que se le coloca, antes tendrá que cambiarse. La vida activa de la persona y el desgaste del material obligan al recambio. Por el contrario, es muy probable que las prótesis colocadas en edad avanzada no tengan que sustituirse.

# ARTROSIS

Es una enfermedad reumática que consiste en la degeneración del cartílago articular.

DEFINICIÓN

La artrosis es la enfermedad articular más frecuente y afecta por igual a ambos sexos; sin embargo, por debajo de los 45 años la incidencia es mayor en hombres y por encima de los 55 son las mujeres las más afectadas. En los países desarrollados, el 20 % de la población de 50 años de edad padece artrosis en alguna articulación y al llegar a los 70 el porcentaje se eleva hasta alcanzar el 90 %. La repercusión de esta enfermedad en la economía de un país es elevada; en el nuestro, las enfermedades reumáticas son las principales responsables de incapacidades laborales. Los grados son muy discutibles: una persona puede tener una artrosis muy avanzada casi sin dolor y viceversa. Aunque la clasificación es complicada, se puede distinguir entre: grado 0, cuando la articulación es normal; grado 1, con osteofitos pequeños o dudosos; grado 2, en el que el osteofito es claramente visible; grado 3, en el que desciende del espacio articular; y grado 4, en el que se produce una disminución muy marcada del espacio articular. Los osteofitos son formaciones óseas pequeñas y anormales en una articulación, que van disminuyendo el espacio articular conforme van creciendo.

PREDISPOSICIÓN Y CAUSAS

La enfermedad se produce al desgastarse los cartílagos articulares. En su desarrollo intervienen diversos factores (mecánicos, biológicos, genéticos, etc.) y todos los procesos que de una u otra manera pueden afectar al cartílago (traumatismos, malas posturas, etc.).

Los síntomas van a depender de la articulación afectada, pero el gran protagonista es el dolor. Al principio es muy leve y aparece solo cuando se realizan movimientos habituales, pero a medida que la enfermedad progresa, la movilidad articular es menor y el dolor es cada vez más intenso, continuo e incluso puede darse durante el reposo.

Generalmente, cuando un paciente acude a la consulta por su dolor articular, ya hace años que padece la enfermedad.

En los análisis de sangre de pacientes artrósicos no se ve nada alterado, pero las imágenes que proporcionan los radiogramas de la articulación afectada sí que son muy características y determinantes para llegar a un diagnóstico certero.

## PREVENCIÓN Y TRATAMIENTO

Conviene saber que se trata de una enfermedad benigna pero crónica y, por lo general, progresiva; por lo tanto, una serie de medidas generales son importantísimas para que sea lo más llevadera posible.

Mantener el peso corporal adecuado es quizá lo más importante para evitar sobrecargar las articulaciones. Deben evitarse también movimientos y posturas que fuercen las articulaciones o que las hagan movilizarse durante mucho tiempo, y es importante lograr un descanso nocturno reparador, por lo que, si no se consigue sin ayuda farmacológica, que sería lo ideal, pueden usarse relajantes musculares, siempre bajo prescripción médica y sin aumentar la dosis recomendada.

La aplicación local de calor también va a beneficiar a las articulaciones, pero hay que tener cuidado con las posibles quemaduras cutáneas por sobreexposición; las esterillas eléctricas no pierden calor durante el tiempo que están en uso, como ocurre con las bolsas de agua caliente; por lo tanto, es importante no quedarse dormido con una esterilla fijada a una articulación.

El médico dispone de muchos fármacos para tratar en caso de necesidad, aunque también se puede recurrir a técnicas de psicoterapia y, en último caso, de cirugía reconstructiva.

# EL EXPERTO RESPONDE

## DR. EDUARD NORBERTO BAYONA
*Cirujano ortopédico y traumatólogo*

**1_**¿Cómo puede afectar a la vida diaria?

En su inicio, los dolores que produce son leves, por lo que afectan poco a la vida diaria. Conforme va progresando, la limitación de movimientos o los dolores cobran más importancia, disminuyendo las actividades físicas normales.

**2_**¿Practicar deporte durante la juventud previene la artrosis de adulto?

El deporte durante la juventud tiene dos vertientes; la versión beneficiosa es practicarlo para mantenerse en forma con un buen estado muscular, un peso adecuado y además divertirse. Es muy diferente el deporte de alta competición, ya que supone una elevada exigencia para nuestras articulaciones y músculos, que acabará influyendo en el futuro de nuestro sistema musculoesquelético.

**3_**¿Los medicamentos antiartrósicos son peligrosos o pueden tomarse sin temor?

No administrados adecuadamente, sí. Se deben acompañar de protectores gástricos, respetar el horario de tomas y no aumentar las dosis para obtener más beneficio.

**4_**Si la cortisona va tan bien, ¿por qué no se puede usar durante largas temporadas?

Es muy eficaz, pero hay que restringir su uso a periodos controlados y a dosis adecuadas, ya que, a largo plazo y sin control médico, tienen efectos indeseables como el aumento de peso, estrías cutáneas, aparición de vello u osteoporosis.

**5_¿Los espráis y cremas antiinflamatorios tienen eficacia?**

Tienen un efecto limitado por su escaso poder de penetración, pero en lesiones muy superficiales o en zonas sin gran cobertura de partes blandas o musculares tienen su campo de acción.

**6_¿En qué consiste el tratamiento de infiltraciones?**

Se realizan en el lugar del dolor y consisten en diluciones de corticoides, que por su efecto antiinflamatorio proporcionan una inmediata disminución del dolor. No conviene realizarlas con mucha frecuencia, pues también causan atrofia de tejidos blandos.

**7_¿Qué son las terapias alternativas?**

Son técnicas que no se han probado científicamente. Se usan en el tratamiento de distintas enfermedades, entre ellas la artrosis, y entre las más frecuentes están la acupuntura, la homeopatía, la quiropraxia, la radiestesia, etc.

# BRUXISMO

Rechinamiento involuntario de los dientes, en especial durante el sueño.

DEFINICIÓN

Consiste en el hábito no consciente en el cual los dientes rechinan o se frotan entre sí produciendo un desgaste de las superficies de contacto que puede llegar a destruir el diente.

El bruxismo afecta a un 10-12 % de las personas entre los 8 y los 15 años; raramente se padece después de los 40. Generalmente se produce durante la noche, por lo que a menudo la persona no es consciente de ello, a menos que alguien la avise. A diferencia del diurno, el nocturno es, además de más frecuente, más persistente y, por lo tanto, más erjudicial.

PREDISPOSICIÓN
Y CAUSAS

Se suele producir en épocas en las que se padece ansiedad, estrés o una tensión elevada, pero la causa es la mala posición de los dientes del maxilar superior respecto a los del maxilar inferior. Esto provoca que el organismo, por lo general de manera inconsciente y durante la noche, produzca una serie de movimientos de lateralidad de la mandíbula inferior buscando una posición que los haga encajar y así adoptar una postura de descanso. Estos movimientos son los que producen el desgaste y también un ruido que puede percibir con claridad quien duerma junto a un bruxista.

Aunque la persona que lo padece no sea consciente cuando se levanta, con frecuencia tiene dolor en los músculos que abren y cierran la boca, con lo cual al comer y hablar sentirá molestias que a menudo irradian al cuello. No son infrecuentes los dolores de cabeza y de oído por su causa.

## PREVENCIÓN Y TRATAMIENTO

El dentista puede fabricar un protector dental en forma de herradura llamado *férula de descarga oclusal*, fabricado con resinas acrílicas, que, durante la noche, hace que los dientes de la mandíbula superior encajen bien con los de la inferior, evitando así el daño. Es posible que tras dejar de emplearla reaparezcan los problemas.

En muchas ocasiones, practicar ejercicios para relajar los músculos o seguir tratamientos con ansiolíticos o relajantes musculares puede acabar con este problema, pero siempre se debe hacer bajo control médico para evitar posibles dependencias a estos fármacos.

**DR. ANDREU FERRER FERRER**
*Dentista*

**1_**¿Está relacionado con los parásitos intestinales?

Se han descrito casos en que el bruxismo infantil ha coincidido con la existencia de parásitos intestinales, pero no existen evidencias que lo corroboren.

**2_**¿Tienen relación con el rechinar de dientes cuando se sufre temor, miedo o frío?

En situaciones de tensión durante la vigilia (estrés, amenaza física, miedo), es normal apretar los dientes, pero no rechinarlos; eso no tiene ningún efecto negativo en la salud bucal. El frío provoca fibrilación o tiritona de la musculatura para aumentar la producción de calor, pero esto no tiene nada que ver con el bruxismo.

**3_**¿Con qué métodos cuenta el dentista actualmente?

Lograr un buen encaje de los dientes, una boca correctamente cuidada, mediante la restauración de las piezas afectadas y, en caso necesario, una férula de descarga son las soluciones del dentista que contribuyen a aliviar este problema. La férula de descarga es una pieza dental hecha a partir de un molde de nuestra propia dentadura y fabricada con resina dura. Alivia el dolor y las contracturas y, a su vez, impide el desgaste dentario. Se usa durante la noche.

**4_¿Se precisa alguna vez apoyo psicológico o del psiquiatra para poder solucionarlo?**

La ayuda psicológica en el adulto se basará en enseñar a gestionar uno mismo las tensiones acudiendo a su causa. En el niño y el adolescente es suficiente con eliminar estímulos y excitantes. Aun así, hay que decir que el bruxismo puede persistir durante muchos años, aunque suele ceder en intensidad y duración a partir de los 40-50 años de vida.

En los niños preadolescentes es importante evitar todo tipo de alimentos y bebidas excitantes, como refrescos y similares. No se deberían permitir videojuegos, juegos agresivos, trabajos escolares o televisión dos horas antes de acostarse.

Lo mismo se debe procurar en el adolescente, además de tratar con ortodoncia las malposiciones dentarias y maloclusiones, si existieran.

En los adultos, procurar una buena salud bucal con reposición de piezas perdidas. Es interesante realizar técnicas de relajación y evitar consumir goma de mascar, así como procurar masticar por ambos lados de la boca.

**5_¿Hay algún fármaco por vía general que pueda solucionarlo?**

Como prevención no hay ningún fármaco que ayude evitar el problema. En fases agudas de dolor de oído, cefaleas y contracturas musculares, se aconseja la administración puntual de relajantes musculares o antiinflamatorios. También es aconsejable acompañar con fisioterapia.

# BURN OUT

Es el conjunto de dolencias, malestares y sentimientos que viven aquellas personas que están en una continua situación de estrés en su puesto laboral.

DEFINICIÓN

El síndrome *burn out*, o de estar *quemado*, afecta al 20 % de los trabajadores, con un promedio de cuatro días laborales perdidos por persona y año. Las causas principales son el tipo de trabajo, el horario, las funciones, la responsabilidad en la toma de decisiones, las relaciones con los compañeros y las condiciones ambientales.

En todas las profesiones puede haber personas afectadas por este síndrome; sin embargo, estadísticamente, la mayor incidencia se produce entre los trabajadores temporales, el personal de instituciones penitenciarias, los médicos de urgencias, los pilotos de aviación y los profesores de ESO.

Este síndrome cursa en cuatro fases perfectamente diferenciadas. En la primera, o *de entusiasmo*, se dan todos los ingredientes para que el trabajo parezca que lo es todo; así, se convierte en la única fuente de satisfacciones. En la segunda, o *de estancamiento*, la situación se estabiliza, el trabajo ya no es lo único importante y a menudo se necesitan algunas distracciones fuera del trabajo para despejar la mente. En la tercera, o *de frustración*, aparecen los primeros problemas emocionales, físicos y de conducta, y el afectado se pregunta si en realidad el trabajo tiene tanta importancia como él suponía. Por último, en la cuarta fase, o *de apatía*, la dedicación al trabajo se minimiza y se le dedica el menor tiempo posible y se realiza únicamente por el salario. La desgana y el malestar hacen del trabajo una especie de condena en la que se siente que se exige más de lo que se puede dar.

## PREDISPOSICIÓN Y CAUSAS

La forma de reaccionar ante los problemas y peligros determina una actitud de lucha o huida que se traduce en cambios físicos y psíquicos: las pupilas se dilatan, el oído se aguza, los músculos se tensan, la frecuencia cardíaca aumenta y los pies suelen estar fríos y sudorosos. Acuden al médico por ansiedad, irritabilidad y depresión, además de por tener desde hace un tiempo dolores de cabeza, de espalda, digestivos y dificultades para dormir.

El perfil general del paciente suele ser el de una persona entusiasta, sensible, idealista y necesitada de reconocimiento, lo que la hace volverse competitiva, ambiciosa e impaciente. En el trabajo suele tener un volumen excesivo de actividad repetitiva y poco reconocida, además de dificultades para promocionar y baja retribución salarial.

## PREVENCIÓN Y TRATAMIENTO

Los tratamientos con medicamentos para combatir el estrés y la sensación de estar *quemado* muy difícilmente serán efectivos si no se asocian a otro tipo de medidas, mucho más importantes, como son las psicoterapéuticas e higiénico-dietéticas. Una regla de oro, aunque difícil de cumplir, es: hay que trabajar para vivir y no vivir para trabajar.

Los métodos para evitar estas dolencias son incrementar las actividades familiares y participar al cien por cien en ellas. La práctica de deportes contribuye a la higiene mental y a un estado que predispone al descanso.

Es preciso, además, que un facultativo experimentado establezca para el afectado unos objetivos profesionales realistas. Que haga, si puede ser, el mismo trabajo, pero de otra forma, acentuando lo positivo y agradable. Es muy importante marcar unos límites que mantengan la vida privada al margen de la profesión.

**GUILLERMO GUTIÉRREZ GARCÍA**
*Psicólogo*

**1_**¿Cómo se puede
conseguir desconectar
del trabajo una vez
acabada la jornada
laboral?

El *burn out* es el resultado de una respuesta
inadecuada de la persona a una situación de estrés
crónico. El estrés es un problema, no un trastorno; el
*burn out* sí lo es: uno presiona, pero el otro aprisiona y
lleva a la persona al agotamiento físico, mental y
emocional. Hay dos estrategias básicas de
afrontamiento. Inicialmente, una estrategia preventiva
de esfuerzo para conservar el equilibrio de los
diferentes espacios vitales de la persona (familia,
amigos, trabajo, intereses y aficiones), distribuyendo
el tiempo y la atención entre todos ellos, sin dejarse
absorber por el trabajo. Una segunda estrategia
consiste en retirarle al trabajo toda la atención y no
centrar en él los pensamientos durante el tiempo que
no es de trabajo, poniendo el foco en actividades
que neutralicen los síntomas.

**2_**¿En trabajos
temporales puede
una persona también
quemarse?

En contratos de muy corta duración (semanas o días)
no, porque no da ni tiempo a *quemarse*. Cuando son
contratos de una duración *razonable* y de trabajos que
comportan una sobrecarga continua, sí que puede
desarrollarse el síndrome, y a la larga incluso con
mayor virulencia, porque adquieren más importancia
otros factores estresantes, como un miedo acuciante a
perder el trabajo por cualquier motivo o una esperanza
ilusoria de prolongarse en él si se aumenta el ritmo y el
tiempo de dedicación. Todo esto acaba por atenazar
al trabajador y provocar en él conductas de respuesta.

**3_¿Se deben afrontar o planificar las vacaciones de alguna manera especial para recuperarse de once meses de trabajo?**

Las vacaciones son un tiempo sin estrés, indispensable para reestructurarse y recuperar la capacidad y los recursos personales necesarios para volver a enfrentarse al estrés con éxito. Las vacaciones son una estación de parada que debería entenderse como una baja convenida, con la misma categoría que una baja médica y sus características: cotizas, pero tienes prohibido trabajar. Se deben afrontar con el propósito de una desconexión total. Cada uno tiene que planificar sus vacaciones según sus posibilidades e intereses, conjugándolos con los intereses de los otros miembros de su grupo (familia o amigos).

**4_¿Los mecanismos de producción de este síndrome son similares a los que producen el síndrome posvacacional?**

Son distintos. El síndrome posvacacional no suele durar más de dos semanas. Por poner una imagen diferencial, el síndrome de vuelta al trabajo es como el de un náufrago que ha alcanzado una isla de calma y sosiego y que no quiere lanzarse de nuevo al mar del trabajo, y el *burn out* es como el de un náufrago que bracea desesperado en un mar de trabajo agotador deseando alcanzar una isla de calma y sosiego.

# CÁNCER

Proceso de crecimiento y diseminación descontrolada de las células.

## DEFINICIÓN

Nuestras células se producen a medida que el organismo va necesitando células jóvenes. El crecimiento exagerado da lugar a una agrupación llamada *tumor* que va invadiendo y destruyendo los tejidos vecinos o se propaga a distancia (metástasis) para formar nuevos focos cancerosos.

Existen más de cien tipos de cánceres y no todos son formaciones sólidas (tumores), los hay de sangre o de los tejidos que la producen. En este caso, las células cancerosas van sustituyendo a las normales por todo el torrente sanguíneo; son los que se conocen como *leucemias* y *linfomas*. Sin embargo, todos los tipos tienen un denominador común: las células cancerosas adquieren la capacidad de multiplicarse y diseminarse por todo el organismo sin control.

## PREDISPOSICIÓN Y CAUSAS

El organismo tiene sus mecanismos de defensa. El sistema inmunitario va destruyendo continuamente este tipo de células anormales antes de que se reproduzcan o diseminen. Sin embargo, en determinadas circunstancias, este sistema no es capaz de actuar y es entonces cuando se produce el tumor. Estas circunstancias son, por ejemplo, enfermedades autoinmunes, el uso de medicamentos inmunosupresores e incluso la propia indefensión que producen las edades muy avanzadas.

El inicio se produce a causa de un cambio o trasformación del ADN del núcleo de las células, que puede darse de forma espontánea o debido a algún agente de los denominados *carcinógenos*; los más frecuentes son el tabaco; el sol en exceso; los virus o las radiaciones, como las que emiten los aparatos para exploraciones médicas, bombas o reactores de centrales nucleares. También pueden ser cancerígenos productos ambientales o industriales como alquitranes, uralitas, benceno, etc.

## PREVENCIÓN Y TRATAMIENTO

La supervivencia de una persona afectada de cáncer va a depender, con muchísima probabilidad, del diagnóstico precoz; por ello, una serie de manifestaciones deben resultarnos familiares para darnos la alerta en el caso de que se iniciara una enfermedad cancerosa, como pueden ser: la aparición de cualquier bulto en cualquier sitio; pérdida de peso importante; pérdida de apetito y fatiga; sangre en orina o en heces; inflamación de los ganglios axilares, inguinales o submaxilares; afonía o ronquera de más de 15 días; tos con sangre; fiebre ligera pero persistente; cambio de aspecto de un lunar; dolor persistente; sangrado vaginal fuera de la regla; secreción por los pezones y diarreas y estreñimientos alternados. Cualquiera de estos síntomas puede ser indicativo de la aparición de un cáncer. De identificarlos lo antes posible y ponerlos en conocimiento del médico pueden depender muchas vidas. Las estadísticas nos muestran actualmente que uno de cada dos hombres y una de cada tres mujeres padecerá un cáncer en algún momento de su vida.

**DRA. CARMEN CERRILLO CABAÑERO**
*Médico de familia*

**1_**¿Qué es un cáncer primario?

Es el tumor original o el primer tumor que aparece en el cuerpo. Un tumor en el pulmón, en el hígado o en la próstata, por ejemplo, puede diseminarse a otras partes del cuerpo y formar nuevos tumores secundarios llamados *metástasis*.

**2_**¿Cómo se produce la metástasis?

Las células tumorales viajan a través del sistema sanguíneo o linfático y forman un tumor nuevo en otros órganos. El tumor metastásico es del mismo tipo que el tumor primario; es decir, si un tumor de mama se disemina al pulmón, las células cancerosas del pulmón corresponderán a células del cáncer de mama.

**3_**¿Qué son marcadores tumorales?

Son sustancias que se encuentran en los tejidos, en la sangre o en otros líquidos del cuerpo y que pueden ser signos de cáncer o de otras afecciones benignas. Las células normales pueden elaborar también marcadores tumorales, pero las células cancerosas los elaboran en mayor cantidad, por lo que es posible que un marcador tumoral ayude a diagnosticar un cáncer, a planificar un tratamiento, a determinar si el tratamiento es eficaz o si el cáncer ha vuelto. Un ejemplo de marcadores tumorales son el PSA para la próstata y el CA 125 para el cáncer de ovario.

**4_¿Qué es un ganglio centinela?**

Corresponde al primer ganglio linfático al que se suele diseminar el cáncer desde un tumor primario.
Podemos encontrarlo en la axila, la pelvis, la zona supraclavicular, etc. Si este ganglio está afectado, quiere decir que el tumor se ha extendido, lo cual obliga a tratarlo más seriamente.

**5_¿Es útil hacerse revisiones preventivas?**

Los controles en sí mismos no suelen estar recomendados. Las pruebas diagnósticas pueden dar resultados falsamente positivos (persona sana con prueba positiva) y falsos negativos (persona enferma con prueba negativa), por lo que todas las pruebas que hagamos deberían estar justificadas. Más que revisiones generales, se deben recomendar revisiones concretas según lo que estemos buscando y, sobre todo, dependiendo de la edad del paciente.
Por ejemplo, mamografías en mujeres a partir de los 40-50 años (dependiendo de los antecedentes familiares), citología vaginal o prueba de Papanicolaou para descartar cáncer de cuello uterino, colonoscopia o sangre oculta en heces como cribado a partir de los 50 años para la prevención de cáncer de colon, PSA para descartar cáncer de próstata en varones, etc.
Sobre todo, es importante no olvidar que el diagnóstico precoz es básico y retrasar la visita al médico por miedo puede ser nefasto en cualquier enfermedad tumoral.

# CEFALEA TENSIONAL

Es el dolor de cabeza más común, a menudo relacionado con la tensión muscular.

DEFINICIÓN

Todos, en algún momento, hemos sufrido un episodio de cefalea tensional durante nuestra vida, aunque son raros antes de los 20 años y después de los 50. Los dos sexos están afectados por igual, pero el femenino es en el que suele ser más frecuente y el que sufre más recaídas.

Hay dos tipos de cefalea tensional. El primero es episódico, que como indica su nombre aparece en forma de episodios muy espaciados, generalmente por una situación de estrés. Tiene una duración corta y responde bien a los analgésicos. El segundo tipo es recurrente o crónico, en el que la causa principal es la tensión que muchas veces provoca la vida laboral, aunque también puede aparecer en personas que no están sometidas a determinadas condiciones de trabajo, ni tan siquiera a estrés. Cualquier preocupación, falta de descanso, abuso de cafeína, etc., puede desencadenar un brote. También son causas habituales la vista cansada, que precisa un esfuerzo para fijar bien los objetos o las letras en pantalla de ordenador o sobre papel, y las malas posturas de la cabeza durante el sueño.

PREDISPOSICIÓN Y CAUSAS

Los síntomas que la caracterizan son dolor de cabeza opresivo y generalizado, que empeora a medida que avanza el día y dificulta la concentración. Este tipo de dolor simula la sensación que podría aparecer tras llevar un casco o una cinta apretada durante mucho rato.

Se diferencia de la migraña en que esta produce un dolor pulsátil, a golpes, y molestias con la luz y el sonido e incluso vómitos. La migraña suele tener una característica notoria: antes de que se produzca un ataque, las personas que la sufren suelen ser conscientes de que van a padecerla, ya que aproximadamente una hora antes empiezan a notar una serie de manifestaciones como dificultad de concentración, hormigueos en extremidades, destellos luminosos o cambios del estado de ánimo. Estas manifestaciones que preceden a la migraña se conocen con el nombre de *aura*.

Cuando la cefalea tensional repite su aparición conviene que el paciente se replantee su modo de vida. Con frecuencia liberar estrés, practicar ejercicio y disminuir o suprimir el alcohol, el café y el tabaco, así como no realizar comidas copiosas, ayuda a espaciar los accesos. También es recomendable considerar si las posturas habituales son las correctas, por ejemplo las que se adoptan para dormir. Debe valorarse si el colchón y la almohada son los adecuados, así como la silla en la que habitualmente nos sentamos.

## PREVENCIÓN Y TRATAMIENTO

Ante un episodio de cefalea tensional se debe procurar estar un rato en un ambiente sin ruido y sin mucha luz, con los ojos cerrados, y aplicar un paño mojado en agua fría en la frente. Por lo general, en 20 o 30 minutos suele desaparecer. Un suave automasaje sobre los músculos de la nuca y en la zona de las sienes es muy recomendable por su acción descontracturante. La fisioterapia hecha por un profesional proporciona buenos resultados al actuar con masajes, movilizaciones de grupos musculares, estiramientos, microondas y otras técnicas sobre zonas en las que puede haber nervios pinzados o músculos contracturados.

Los analgésicos que no requieren receta médica suelen atajar el dolor; sin embargo, conviene no abusar de ellos, sobre todo de los que incluyen cafeína en su composición. Hay que tener en cuenta que hay un tipo de cefalea que se produce por el abuso de analgésicos.

# EL EXPERTO RESPONDE

## DR. ALBERTO SORIA CASTRO
*Médico de familia*

**1_¿Los dolores de cabeza pueden ser hereditarios?**

Con mucha frecuencia, hay más de un familiar con esta afección, pero esto no indica nada; el dolor de cabeza en cada persona tiene unas características propias, que son las que tienen que orientar el tratamiento.

**2_¿Los olores pueden provocar dolores de cabeza?**

Cierto, y reciben el nombre de *osmofobia*. Son muchos los productos que pueden originarla, por ejemplo pinturas, gasolina, lejía y humo de cigarrillo, pero también algunos alimentos como vino tinto, queso y pescado ahumado.

**3_¿Los medicamentos sin receta son inocuos?**

En absoluto, todos tienen un cierto riesgo, quizá menos que los que precisan receta, pero por lo general el uso indiscriminado de estos produce más problemas que los que se empleen bajo control e indicación médicos.

**4_¿La cefalea tensional pueden producirla alimentos?**

No, aunque sí existen sustancias utilizadas en alimentación como potenciadores de sabor, por ejemplo el glutamato monosódico, que en algunas personas puede provocar dolor de cabeza tras su ingesta.

**5_¿La hipertensión arterial puede producir cefalea tensional?**

No. Aunque la hipertensión arterial puede producir algunos síntomas inespecíficos como dolor de cabeza, mareos o malestar general, el hecho de denominar *tensional* a un tipo de cefalea nada tiene que ver con la hipertensión arterial, de ahí que la conducta que hay que seguir sea diferente y, lógicamente, deba pautarla un médico.

**6_¿Qué es la cefalea hípnica?**

Son dolores de cabeza que aparecen durante el sueño y provocan que la persona se despierte, motivo por el cual se conoce también con el nombre de *cefalea del despertador*. Se suele producir en personas que ya han superado los 50 años. Generalmente aparece de repente y se manifiesta durante días o semanas, con regularidad, hasta que un día deja de producirse, aunque con mucha frecuencia vuelve a aparecer periódicamente.

# CIÁTICA

Intenso dolor unilateral que surge en el trayecto del nervio ciático.

DEFINICIÓN

En la ciática, también llamada *ciatalgia*, se ve afectado el nervio ciático, que va desde la parte baja de la espalda, recorre la nalga, el muslo por la parte trasera y la pantorrilla hasta llegar hasta el talón. Es el más largo del cuerpo; cualquier inflamación, traumatismo o compresión de él o de las estructuras vecinas que lo rodean va a causar dolor.

Es raro que aparezca antes de los veinte años, como también lo es a partir de los sesenta. Su aparición más frecuente es en la franja que va desde los treinta a los cincuenta años, ya que a esa edad las vértebras sufren ya un cierto desgaste y a la vez se realizan todavía movimientos y esfuerzos intensos. Afecta por igual a ambos sexos, pero es muy frecuente durante la segunda mitad del embarazo, debido al aumento de tamaño del útero y al peso del feto, que modifican significativamente el centro de gravedad de la mujer.

PREDISPOSICIÓN Y CAUSAS

El dolor del nervio ciático tiene las siguientes características: intensidad variable, de ligero a muy intenso, desde la zona lumbar al talón por la parte trasera de la pierna, que se asemeja a cientos de pinchazos de agujas y empeora tanto al estar tumbado o sentado como al realizar esfuerzos, levantar pesos, toser o estornudar.

La duración de la ciática es muy variable. Se considera una ciática aguda si no sobrepasa los seis meses de duración, y crónica si, por el contrario, los sobrepasa. Debido a que estas pueden ser muy intensas, pueden infiltrarse corticoides en los lugares dolorosos o bien administrarse por vía oral o intramuscular.

No es raro que precise cirugía reductora si lo que está irritando el nervio es una estructura fija y dura, como, por ejemplo, el deslizamiento o artrosis de las vértebras. La resonancia magnética, las radiografías convencionales, etc., pueden determinar si el caso precisa atención quirúrgica. Una vez remitida la dolencia, debe esperarse unas semanas antes de realizar ejercicios y esfuerzos fuertes. Se debe ir retomando poco a poco la actividad normal.

## PREVENCIÓN Y TRATAMIENTO

Ante un ataque doloroso se debe mantener un reposo de 24 horas en un colchón duro y con una almohada que permita no tener el cuello en tensión. La aplicación de hielo en la zona dolorida es muy útil para disminuir la intensidad del dolor, como también lo son los antiinflamatorios de venta libre. Aunque en ocasiones remite con el paso de los días y las medidas anteriormente citadas, conviene que el médico descubra cuál es su origen y reduzca su duración e intensidad a base de antiinflamatorios y analgésicos más potentes, incluso corticoides. Los corticoides pueden usarse por vía oral o bien infiltrados mediante inyección en los lugares dolorosos, o donde se sospeche que hay más inflamación.

## EL EXPERTO RESPONDE

**DR. AGUSTÍ MAS I PIQUÉ**
*Medicina General*

**1_**¿La causa de la ciática puede ser una corriente fría de aire?

En general, se necesita más agresión del territorio ciático para que se produzca. El enfriamiento localizado en el recorrido del nervio produce contracción o inflamación de tejidos y filetes nerviosos, pero no es lo habitual. Antiguamente se atribuía a corrientes de aire, pero quedó en un falso mito.

**2_** ¿Tiene curación total?

Calmar el dolor y hacerlo desaparecer con los medicamentos y actuaciones de los que actualmente disponemos es sencillo y posible. Sin embargo, si no se solucionan las causas que pueden provocar la ciática, siempre estaremos expuestos a que los episodios puedan repetirse.

**3_** ¿Ciática y lumbago son lo mismo?

No, la lumbalgia se concentra en la zona lumbar, pero no se extiende por la pierna hasta el pie. La ciática llega hasta el talón. Ambos dolores son muy similares y con frecuencia se confunden, aunque las medidas terapéuticas que el médico emplea son prácticamente las mismas.

**4_** ¿Cómo se debe levantar un peso sin riesgo?

Conviene hacerlo con las rodillas algo flexionadas, para repartir las fuerzas de tensión. Cuando nos referimos a un peso, no lo hacemos solo pensando en paquetes, bultos o muebles; debemos tener en cuenta que coger un niño en brazos desde el suelo o desde la cuna genera también una tensión que puede desencadenar una ciática.

**5_** ¿Se puede hacer ejercicio una vez remitida la dolencia?

Se debe ir retomando la actividad normal de forma paulatina. Los primeros ejercicios que reforzarán la espalda y el trayecto ciático son los que aporta la natación en piscina. De entrada no conviene nadar en el mar, pues ahí los esfuerzos dependerán del estado de las olas. Caminar es bueno, pero no grandes distancias al principio; las mujeres deben evitar el zapato totalmente plano, pues un poco de tacón favorece la posición de la zona inervada por el nervio ciático.

# CISTITIS

Infección de la vejiga urinaria, causada casi siempre por bacterias.

## DEFINICIÓN

La cistitis es una infección de la vejiga urinaria y supone el 70 % de las visitas urológicas femeninas. En el caso de los varones, la mayoría de las consultas al urólogo tienen que ver con las enfermedades de la próstata. Los niños también son propensos a padecer cistitis y esta debe tratarse para prevenir posibles complicaciones.

Los síntomas que se presentan son: la necesidad continua de orinar, acompañada de dolor o molestia en el bajo vientre, que se suele incrementar al orinar o inmediatamente después de hacerlo. Debido a que es un proceso infeccioso, hay un malestar general que se manifiesta junto con escalofríos y febrícula. No es infrecuente que la orina adquiera un tono más oscuro y mal olor.

## PREDISPOSICIÓN Y CAUSAS

La inmensa mayoría de los gérmenes causantes de esta infección llegan a través de la uretra, es decir, son de procedencia externa. Esto explica la mayor frecuencia de este padecimiento en mujeres, debido a que la uretra femenina apenas alcanza los cuatro centímetros (16 cm en el hombre) y su situación, próxima al ano, hace que los gérmenes lo tengan relativamente fácil.

Algunos factores desencadenantes no bacterianos en la mujer pueden ser el embarazo, el uso de diafragmas como método anticonceptivo, los espráis íntimos y ponerse la ropa interior con los zapatos puestos. En ambos sexos lo son el empleo de sondas recolectoras de orina de manera constante, algunos medicamentos (sobre todo los antineoplásicos), que al ser eliminados del organismo por vía urinaria causan irritaciones y algunas enfermedades, entre las que se encuentran la diabetes, la hipertrofia benigna de próstata y todas aquellas que producen pérdida o disminución de las defensas.

## PREVENCIÓN Y TRATAMIENTO

Es de utilidad provocar cambios de la acidez de la orina para dificultar la supervivencia de los gérmenes causantes. Esta se puede acidificar consumiendo en más cantidad naranjas, limones, tomates y yogur durante dos días, para pasar después a alcalinizarla a base de bebidas carbónicas, miel, verduras y legumbres.

En cuanto se presente alguno de sus síntomas, conviene hacer lavados vaginales frecuentes con jabones que no alteren el pH vaginal, orinar antes y después de las relaciones sexuales y recurrir a ibuprofeno o paracetamol para combatir las molestias.

En muchas ocasiones conviene acudir al médico, sobre todo si la orina es muy oscura o rojiza, o si tras orinar se produce una sensación de pinchazo en el bajo vientre, si pasan horas sin poder orinar o si hay pérdidas involuntarias de orina. El médico será quien, en caso de necesidad, prescriba algún medicamento administrado por vía oral o de inserción directa en la vejiga (en este caso, en un ambulatorio u hospital).

**DR. ISIDRE BONET I PALAU**
*Urólogo*

**1_**¿Se puede contraer la cistitis en lavabos públicos?

Evidentemente, estos pueden ser una fuente de contaminación, de ahí la recomendación de lavarse las manos antes y después de utilizar los servicios públicos. Una higiene correcta evita muchos problemas infecciosos, aunque, en general, no se le presta la debida atención.

**2_**¿El bañador mojado es una posible causa?

El bañador mojado puede ocasionar unas molestias muy parecidas a las infecciones urinarias;, son las llamadas *cistalgias*. Presentan los mismos síntomas que las cistitis, pero al realizar un cultivo de orina este sería negativo; es decir, no encontraríamos gérmenes responsables. Además, el bañador mojado, aunque se esté tomando el sol, proporciona humedad y calor, que son dos factores que pueden llegar a producir micosis en la piel del bajo abdomen y la ingle.

**3_**¿Se trata de una enfermedad de transmisión sexual?

No se la considera como tal, pero en las mujeres con predisposición a padecer cistitis se pueden originar a través de contactos sexuales, aunque en la mayoría de los casos no existe la transmisión por relaciones íntimas.

**4_**¿Pasar frío puede producir infección urinaria?

Al igual que usar bañadores mojados durante varias horas, el frío en la zona púbica puede causar cistalgia (no provocada por gérmenes). Constituye otra de las leyendas urbanas. La cistitis como tal precisa presencia y virulencia del germen causante.

**5_**¿Estar mucho tiempo sin orinar puede ser una causa?

Podría ser una causa; la orina retenida mucho tiempo puede ser un medio atractivo para los gérmenes, siempre y cuando haya un germen que sea capaz de penetrar por vía urinaria y avanzar hacia la vejiga urinaria.

**6_**¿Piscinas y saunas son lugares de riesgo?

Muy difícilmente. Las piscinas y los centros deportivos similares suelen cumplir las normas higiénicas que exige la ley sanitaria. Injustamente, muchas veces se los hace responsables de hongos, virus, bacterias, etc.

**7_**¿Por qué se contrae cistitis tan fácilmente en los hospitales?

Las personas ingresadas en centros hospitalarios están más inmunodeprimidas y las instrumentaciones de uretra (sondas y colectores) facilitan la entrada de gérmenes. Por todos es conocida la frecuencia con que se padecen tras pasar por quirófano.

# COLESTEROL Y TRIGLICÉRIDOS

Son dos tipos de grasa presentes en las membranas celulares e imprescindibles para la vida.

## DEFINICIÓN

El colesterol es una grasa que está presente en todas las células del cuerpo en condiciones normales. Los triglicéridos son otro tipo de grasa que constituye una reserva energética para el organismo. Erróneamente se suele asociar el *tener colesterol* con padecer algo dañino, cuando en realidad todos tenemos colesterol, ya que sin él no sería posible la vida, pues forma parte de todas las células del organismo y es, además, precursor de la vitamina D, de varias hormonas, de las sales biliares, etc.

Al ser una grasa, no se disuelve en la sangre. Para poder circular por ella se asocia a lipoproteínas, una de ellas la HDL (proteína de alta densidad), que es la que transporta el colesterol desde las arterias al hígado para que este lo elimine a través de la bilis; es decir, *limpia* el organismo de colesterol. La unión de HDL y colesterol es lo que popularmente se conoce como *colesterol bueno*.

Sin embargo, cuando este circula asociado a la LDL (proteína de baja densidad) va a los tejidos, y cuando hay exceso, se acumula en las paredes de las arterias, donde forma las placas de ateroma. Estas placas son muy peligrosas, pues estrechan y endurecen la luz arterial, de igual modo que la cal se acumula en cañerías y grifos dificultando que el caudal sea el necesario.

## PREDISPOSICIÓN Y CAUSAS

El 80 % del colesterol que todos tenemos en el cuerpo lo fabrica el propio organismo y solo el 20 % proviene de los alimentos de origen animal que ingerimos. Si la dieta aporta mucho colesterol, el organismo, para tratar de equilibrar, fabrica menos, y viceversa. Hay causas de la elevación de las cifras de colesterol que no podemos modificar para que disminuya en sangre, tales como la edad o los antecedentes familiares. El exceso de triglicéridos se debe sobre todo al consumo de alcohol, de alimentos ricos en azúcares o a la acción de algunos medicamentos. La obesidad y ciertas enfermedades también pueden influir. Sea cual sea la causa del aumento de colesterol total, de la fracción LDL o de triglicéridos, es necesario normalizarlos para mantener un sistema cardiovascular sano.

## PREVENCIÓN Y TRATAMIENTO

Mediante una sencilla operación matemática podemos saber si hay riesgo o no de padecer problemas cardiocirculatorios: dividiendo la cifra de colesterol total (que obtenemos mediante un análisis de sangre) entre la cifra de HDL. Si el cociente es mayor de 5 para los hombres y de 4,5 para las mujeres, existe un riesgo que debe corregirse mediante dieta o con medicación.

Podemos normalizarlo evitando una serie de alimentos que favorecen su elevación. Estos son los ricos en grasas saturadas, como el tocino, las yemas, el queso, el chocolate o la leche entera. Los alimentos que contienen ácidos transgrasos tampoco son saludables; entre ellos está la bollería industrial, en general.

Por el contrario, los alimentos ricos en grasas poliinsaturadas, como el pescado azul, y los ricos en grasas monoinsaturadas, como el aceite de oliva y las nueces, son muy nutritivos y saludables para el organismo.

Por regla general, debemos consumir lácteos desnatados, carnes magras, pescado azul, pavo o pollo sin piel, legumbres, patatas, verduras y frutas. El pan, el arroz y las pastas es mejor que sean integrales.

## EL EXPERTO RESPONDE

**DRA. IMMA REMOLINS CARBONELL**
*Nutricionista*

**1_¿Qué es una dieta cardiosaludable?**

Una dieta equilibrada que contenga todos los nutrientes esenciales, vitaminas, minerales y antioxidantes. Aunque los porcentajes varían de un individuo a otro, todos deben estar presentes.

**2_¿Somos lo que comemos?**

La dieta influye directamente en nuestro estado físico. Una dieta adecuada puede prevenir y curar diferentes patologías, incluso modular algunos factores genéticos. Por otro lado, los errores dietéticos a largo plazo pueden repercutir negativamente en nuestra salud.

**3_¿A qué se debe la sensación de hambre?**

Desde el punto de vista biológico, la sensación de hambre aparece cuando el organismo detecta falta de calorías, pero habitualmente lo que interpretamos como hambre son los condicionamientos sociales como horarios o estímulos publicitarios.

**4_¿Qué beneficios aporta normalizar el colesterol?**

El importantísimo beneficio de reducir el riesgo cardiovascular.

**5_¿Qué alimento o producto es más perjudicial para el corazón?**

Un alimento es una sustancia ingerida por un ser vivo con fines nutricionales, no hay ni buenos ni malos. Lo que puede ser muy bueno para unos puede ser perjudicial para otros; por eso las dietas deben ser personalizadas, pero deben contener todos los nutrientes esenciales.

**6_¿Supone mucho gasto económico llevar una dieta sana?**

En absoluto. Por suerte, hay una gran variedad de alimentos con todas las propiedades nutricionales que son asequibles para cualquier persona.

**7_¿Por qué se habla de colesterol bueno y malo?**

En realidad, solo hay un tipo de colesterol, lo que varía es la proteína que lo transporta por la sangre. Si se une a proteínas de alta intensidad (HDL), lo van a llevar al hígado para eliminarlo del organismo, por eso se le llama *bueno*. Si, por el contrario, se une a proteínas de baja densidad (LDL), circula por el organismo y si hay más del necesario se deposita en los vasos sanguíneos, endureciéndolos y estrechándolos, de ahí que se considere colesterol *malo*.

# CÓLICO DE RIÑÓN

Dolor brusco e intenso provocado por la presencia de piedras en los riñones, localizado en un lado de la parte baja de la espalda y se va extendiendo hacia el bajo vientre, llegando en ocasiones hasta el muslo.

DEFINICIÓN

Se conoce con el nombre de *litiasis renal* a la formación de cálculos, popularmente conocidos como *piedras*. El riñón, haciendo su función de filtro depurador de sangre, elimina sustancias innecesarias. Si hay un alto porcentaje de estas y poca agua en la filtración, tienden a agregarse, formando un cuerpo sólido que se debe eliminar y que denominamos *cálculo*. El dolor no es el único síntoma, hay otras manifestaciones, no tan dolorosas, pero también causantes de molestias, como náuseas, vómitos, escalofríos y malestar general. La palpación de la zona renal y abdominal es dolorosa, pero esta afección no va acompañada de fiebre, pues no es una dolencia infecciosa.

PREDISPOSICIÓN Y CAUSAS

Afecta al 4 % de la población, sobre todo varones a partir de la tercera década de vida. Los cálculos más frecuentes están formados por sales de calcio y se deben, por lo general, a dietas con alto contenido en lácteos, como pueden ser quesos, leche, yogures, o también a medicamentos que aportan suplementos de calcio.

El dolor, que es lo que caracteriza al cólico, es de duración variable, pueden ser solo unos minutos o incluso días, con ratos de ligera molestia y ratos de gran intensidad. Se debe al taponamiento del conducto urinario por el cálculo, que impide el paso de la orina. Se produce a diversos niveles del tracto urinario: puede ser en el riñón, en el uréter, en la salida de la vejiga o en la uretra. Si el cálculo no es muy grande, puede ir desplazándose poco a poco y puede llegar a expulsarse al orinar. Tanto el desplazamiento como la expulsión van acompañados de dolor.

## PREVENCIÓN Y TRATAMIENTO

Una dieta rica en fibra vegetal disminuye la absorción de calcio, y beber dos litros de agua diarios reduce significativamente la formación de depósitos sólidos en el tejido renal. El 60 % de las personas que los padecen reiteradamente consiguen no sufrirlos modificando la dieta. Evitar comer vísceras, patés, espárragos, anchoas, dulces y bebidas alcohólicas también evita la formación de cálculos.

Cuando se produce un acceso de dolor cólico, conviene que el paciente intente estar lo más relajado y tranquilo posible. Un baño en bañera con agua caliente es un buen relajante y disminuye en gran medida el dolor. Beber una infusión de tila o de manzanilla también va a contribuir a que el paciente logre sufrir algo menos. Si además se acompaña de ibuprofeno o paracetamol, medicamentos de venta libre, los síntomas aún serán más llevaderos. Si a pesar de todo no remitieran las molestias, convendría acudir al médico, que dispone de medicaciones más efectivas, como espasmolíticos, analgésicos más potentes. Un porcentaje no muy elevado de cálculos, cuando no se expulsan y van generando dolores durante al menos dos meses, posiblemente deban ser eliminados del tracto urinario por el urólogo, mediante litotricia o extracción endoscópica.

## EL EXPERTO RESPONDE

**DR. ISIDRE BONET I PALAU**
*Urólogo*

**1_¿Se conoce la composición de las piedras?**

Las más frecuentes son de oxalato cálcico o de fosfato cálcico (ambas sales minerales), junto con las de ácido úrico.

**2_¿De qué tamaño suelen ser?**

El tamaño es muy variable. Cuando están en el uréter son de 6 a 8 mm de diámetro como máximo, aunque pueden llegar a ser de 1,5 cm si están en el riñón. Existen cálculos de tal tamaño que pueden ocupar todo el riñón; se llaman *cálculos coraliformes*.

**3_¿Tienen relación con los de la vesícula?**

No, son dos padecimientos distintos, aunque pueden coexistir ambos en una misma persona.

**4_¿Qué medicamento se aconseja tomar y en qué dosis en caso de urgencia, antes de acudir al médico?**

Analgésicos para combatir el dolor intenso, tipo ibuprofeno o paracetamol, y espasmolíticos para que desaparezca el espasmo que se produce y poder ayudar a que el cálculo se movilice e incluso a expulsarlo. Aplicar calor local también es un remedio útil, incluso se recomienda un baño en bañera con agua templada. No se aconseja beber agua en el momento del dolor agudo.

**5_**El dolor suele compararse con el del parto, ¿realmente es tan fuerte?

Sí, es un dolor invalidante de una gran intensidad. Cuando algunas mujeres que han tenido hijos padecen un cólico renal, suelen decir que el dolor es muy similar.

**6_**¿Qué es la arenilla?

Son cálculos de tamaño microscópico que no se pueden ver a través de radiografías ni ecografías, pero que pueden ocasionar un cólico, aunque son más fáciles de expulsar debido a su pequeño diámetro.

**7_**¿Los cálculos pueden producir daños permanentes?

No, si se tratan de forma adecuada. Si se quedan en alguna parte de las vías urinarias, pueden dificultar el paso de la orina, pero el urólogo tiene suficientes herramientas para solucionar este y otros problemas que puedan derivarse.

# CONJUNTIVITIS
Irritación de la conjuntiva por infección o alergia.

DEFINICIÓN

Se conocen con este nombre aquellos procesos infecciosos o inflamatorios que afectan a la conjuntiva, una membrana fina y transparente que cubre la parte blanca y visible del ojo para protegerla.

Los síntomas que la conjuntivitis produce son: picores o escozor ocular y formación de legañas (sobre todo durante la noche, que pegan los párpados y dificultan su apertura por la mañana). También es muy frecuente el enrojecimiento y el lagrimeo del ojo, así como un cierto grado de intolerancia a la luz, conocido con el nombre de *fotofobia*.

Las de origen vírico y bacteriano se acompañan de secreciones purulentas, muy ricas en gérmenes y, por lo tanto, altamente contagiosas. Las alérgicas suelen coexistir con rinitis, estornudos y picor oculonasal.

PREDISPOSICIÓN Y CAUSAS

Las causas pueden ser infecciosas, producidas por bacterias o virus, o no infecciosas, de tipo inflamatorio. Las conjuntivitis inflamatorias pueden provocarlas cuerpos extraños que se introducen en el ojo por accidente (polvo, serrín, carbonillas...) o de forma consciente, como las lentillas. Y, por último, las más habituales son las que se deben a mecanismos alérgicos. Aquí las causas más comunes son los pólenes, los ácaros, la caspa y pelo de las mascotas y también el uso de perfumes y lacas o endurecedores de uñas.

Los niños son más propensos a la conjuntivitis, ya que por lo general juegan y se relacionan entre sí sin prestar demasiada importancia a tener las manos limpias o a tocar objetos sucios o del suelo. Dado su fácil contagio, es frecuente en colegios ver verdaderas epidemias de conjuntivitis.

## PREVENCIÓN Y TRATAMIENTO

Cuando empiezan los primeros síntomas, que suelen ser picor o molestia ocular, se debe comenzar a extremar la higiene del ojo con suero fisiológico estéril o jabones muy suaves. Los baños de manzanilla también son útiles y no se debe aplicar ningún colirio no recomendado por el médico para ese momento; por lo tanto, no deben usarse colirios recetados con anterioridad. Las manos limpias y las uñas cortas, sobre todo en niños, son medidas necesarias, así como no acudir a la escuela ni a la piscina mientras dure la enfermedad.

Siempre se debe acudir al médico en caso de duda y cuando aparezca dolor en el ojo, fiebre o disminución visual, así como intolerancia a la luz, dolor de cabeza o presencia de pequeños granitos en la piel que rodea el ojo.

**DRA. ELENA BONAFONTE MÁRQUEZ**
*Oftalmóloga*

**1_**¿Las conjuntivitis tienen alguna relación con las diferentes estaciones del año?

Dependiendo del origen que tengan, sí. Las alérgicas son mucho más frecuentes en primavera; las bacterianas pueden darse en cualquier momento, pero son algo más acusadas durante el invierno.

**2_**¿Pueden dejar secuelas?

Las de origen vírico pueden dejar serios problemas corneales que afecten a la visión, pero estos no tienen por qué producirse si las trata un oftalmólogo.

**3_**¿Son más graves en diabéticos o para quien sufre algún tipo de enfermedad?

No lo son, pero algunos enfermos, como es el caso de los diabéticos, deben controlarse más. De la misma manera, el oftalmólogo deberá prestar especial atención cuando las personas que padecen glaucoma sufren una conjuntivitis.

**4_**Tras mucho leer o ver la TV a veces los ojos están rojos. ¿Es conjuntivitis?

No, ver la televisión o leer mucho no produce inflamación conjuntival. Tampoco es cierta la creencia de que el uso de pantallas digitales o leer muchos libros produzca desgaste visual. Ante los ojos rojos debe consultarse al oftalmólogo, que averiguará la causa.

**5_¿Se puede tratar sin consultar al oftalmólogo?**

No, y sobre todo no se deben usar colirios sin indicación médica, pues muchas enfermedades pueden empezar de manera parecida a una conjuntivitis y no serlo.

**6_¿Por qué no afecta a los dos ojos al mismo tiempo?**

Con frecuencia, solo uno se ve afectado, y si el proceso es vírico o bacteriano, dada su contagiosidad, se extiende al otro por autocontagio.

**7_¿Por qué la tendencia del ojo a ponerse rojo?**

Debido a que la conjuntiva, es decir, la parte blanca visible del ojo ocular, es un tejido con mucha irrigación sanguínea, es fácil que, ante golpes, inflamaciones, infecciones, etc., se rompa alguno de los finos y delicados vasos sanguíneos y se produzca un derrame, siempre muy aparatoso para aquel que lo sufre o las personas de su entorno.

# CORTE DE DIGESTIÓN

Interrupción brusca de la digestión provocada por un cambio repentino de temperatura corporal, al tener que adaptarse súbitamente a un medio ambiental más frío.

DEFINICIÓN

El mecanismo se produce siempre que el organismo tenga que adaptarse bruscamente a un descenso de temperatura. Durante el tiempo que dura la digestión, el organismo aporta una importante cantidad de sangre al aparato digestivo para facilitarle su labor. Si se produce una disminución brusca de temperatura en el organismo (un baño en agua fría, por ejemplo), las prioridades de riego sanguíneo cambian y el caudal sanguíneo se moviliza hacia otros órganos. Los que más acusan este cambio térmico, como la piel y los pulmones, dejan al aparato digestivo con menos aporte sanguíneo del que recibe y necesita normalmente.

En la actualidad, la denominación *corte de digestión* está entrando en desuso y se ve sustituida por *hidrocución*, debido a que los problemas referidos pueden producirse durante la digestión, pero no en exclusiva. El nuevo término deriva de que los síntomas que se producen son similares a los causados por descargas eléctricas, y la persona que lo sufre pasa a llamarse *hidrocutada*.

PREDISPOSICIÓN Y CAUSAS

Las repercusiones de un corte de digestión son graves si el que sufre menos aporte sanguíneo es el cerebro, pues pueden producirse desmayos con posible pérdida de consciencia, de consecuencias fatales si se está en el agua y no se puede recibir ayuda de otra persona.

El peligro no está solo en el baño con agua más fría, también después de una comida copiosa o rica en grasas, o al salir en invierno de un ambiente cálido con calefacción al exterior, donde hay una temperatura muy baja (costumbre frecuente en personas fumadoras, que salen tras los postres o el café a fumar un cigarrillo). El cambio brusco de temperatura en el estómago se puede producir también cuando, tras comer y recién iniciado el proceso digestivo, se toman helados o chupitos. Los chupitos son engañosos debido a su pequeño tamaño; sin embargo, suelen llevar licor de alta graduación en ocasiones muy frío, con cubitos o escarcha de hielo que en nada favorecen la digestión. También es frecuente el caso del deportista que, tras hacer un ejercicio intenso que le produce sudoración y acaloramiento, se ducha con agua fría o se baña en la piscina, el río o el mar.

## PREVENCIÓN Y TRATAMIENTO

Es conveniente, pues, para evitar este tipo de alteraciones, no tomar baños fríos inmediatamente después de haber comido sobre todo niños, ancianos y enfermos crónicos. Durante el verano, si se ha estado tomando el sol de forma continua durante un tiempo, el cuerpo adquiere una temperatura elevada; si en ese momento se toma un baño refrescante, puede producirse un desequilibrio térmico que ocasione desmayo. Por eso se recomienda entrar en el agua poco a poco, para que el cuerpo vaya adaptándose a la temperatura del agua.

No queda excluido el hogar, pues pueden producirse situaciones peligrosas semejantes: un relajante baño en bañera con agua más fría que la temperatura del organismo, sobre todo si se toma tras comer y beber en abundancia, puede producir los mismos efectos nocivos para el organismo, con el agravante de que, al intentar salir de la bañera por empezar a sentirse indispuesto, puede producirse una caída y un golpe contra una superficie dura.

**DR. JAUME SELVA PADRÓ**
*Digestólogo*

**1**_¿Cómo debemos actuar si encontramos a una persona que lo ha sufrido?

Con independencia del lugar donde se ha producido, se deben comprobar el pulso y la respiración. Hay que abrigar a la persona si tiene frío, pero evitando focos de calor intenso. Es preciso avisar a un servicio sanitario urgente mientras se practican maniobras de reanimación, si las precisa. No se deben administrar ni bebidas ni comida, como tampoco provocar el vómito.

**2**_¿Puede dejar secuelas permanentes?

Sí puede haber secuelas. Estas dependerán del tiempo que haya estado sin oxígeno un determinado órgano. En el caso del cerebro, con poco tiempo sin irrigación pueden quedar secuelas importantes.

**3**_¿Es correcto aquello que hacían nuestros padres y abuelos de esperar dos horas antes del baño?

La prudencia nos indica que las recomendaciones de nuestros padres y abuelos no eran del todo incorrectas. Se recomienda, pues, que tras las comidas se espere un tiempo prudencial antes de bañarse si el agua está fría o si la temperatura ambiental es elevada. Siempre que se vaya a producir un descenso brusco de la temperatura corporal, es recomendable no hacerlo durante el proceso de la digestión.

**4_**¿Hay alguna temperatura del agua en la que sea más frecuente el corte de digestión?

Cuando la temperatura del agua está por debajo de los 18 °C es muy posible que pueda producirse. El cuerpo suele estar a una temperatura de 36 °C en condiciones normales, por lo que un baño a una temperatura de 18 °C crea un brusco descenso de 18 °C que puede crear dificultades de adaptación y desencadenar los problemas descritos con anterioridad.

**5_**¿Cualquier persona puede ayudar a otra que tenga este problema en el río, el mar o la piscina?

Se trata de una situación de extrema urgencia, pero a no ser que se sea un experto nadador y se conozcan las técnicas de salvamento en medio acuático, estas no se deben realizar.

**6_**Tras un corte de digestión, ¿la persona debe permanecer en observación?

Como siempre en medicina, todo depende del caso y del paciente, pero en general pueden producirse alteraciones en las 48-72 horas posteriores al corte.

# DEPRESIÓN

Disminución del estado de ánimo o de la efectividad con predominio de tristeza.

DEFINICIÓN

En España hay 1.300.000 enfermos y en el mundo unos 260 millones, y las mujeres son las principales afectadas. Solamente el 4 % de las personas con depresión están siendo correctamente tratadas; no se dispone de cifras exactas de los que no están tratados o ni siquiera sospechan que estén padeciéndola.

La tristeza produce un estado de insatisfacción, abatimiento y pena a consecuencia de los cuales el enfermo se ve incapaz de reaccionar con normalidad ante situaciones agradables o placenteras. Acusa una pérdida de interés en las diversas esferas de su vida y manifiesta sentimientos de culpa, pesimismo y negatividad que no se ve capaz de afrontar.

PREDISPOSICIÓN Y CAUSAS

Son muchas las posibles causas: pueden ser causas biológicas, como por desequilibrio de neurotransmisores en el cerebro; causas psicológicas, por las que la persona distorsiona la realidad y lo ve todo negativo; causas sociales, laborales o personales, como por ejemplo separaciones, fallecimientos, desempleo y un largo etcétera. Algunos indicadores que pueden ayudarnos a determinar si una persona padece o no depresión son la manifestación de tristeza, pérdida o aumento de peso, dificultad para dormir o sueño excesivo, irritabilidad, sentimientos de desvalorización, ideas de muerte o suicidio, dificultad para concentrarse, etc. La atención y la memoria se ven afectadas, y para el paciente es difícil concentrarse en cosas gratificantes y relajantes. Su mente va por otros caminos y está ausente de lo que acontece a su alrededor, por lo general enmarañada en pensamientos oscuros y raros. Es muy frecuente y característica la pérdida de objetos cotidianos, como las llaves, bolígrafos, gafas, etc.

En los niños, las depresiones suelen provocar trastornos de conducta como bajo rendimiento escolar, aislamiento social, conflictividad y llantos frecuentes sin motivo. También son frecuentes los dolores de cabeza o de estómago, cuya autenticidad es difícil de demostrar o de comprobar. Según la Organización Mundial de la Salud (OMS) el 3 % de los niños en los países desarrollados padecen depresión. No debe confundirse la depresión infantil con la tristeza; en la depresión, la tristeza es persistente. Una vez llegada a la adolescencia, la depresión suele manifestarse como aislamiento respecto a su grupo de amigos y familia. Hay una importante disminución de su autoestima y el adolescente se vuelve muy crítico consigo mismo. Todo lo anterior puede repercutir en su rendimiento escolar e incluso inducir al consumo de sustancias ilegales adictivas.

## PREVENCIÓN Y TRATAMIENTO

No es cierto que sea incurable; puede y debe tratarse. Lo más eficaz es el trabajo conjunto de un psicólogo y un psiquiatra. Ante la sospecha de padecerla, se debe acudir a un profesional que dirija el tratamiento, siempre personalizado y nada fácil de seguir. La psicoterapia y los fármacos necesitan su tiempo para lograr resultados. En la actualidad, se logran más de un 75 % de remisiones, aunque puede haber recaídas, como en casi todas las enfermedades. Los hábitos de vida saludables y el ejercicio físico (especialmente el aeróbico) como caminar, bailar, esquiar, pedalear, nadar, etc., son de gran ayuda en las depresiones.

# EL EXPERTO RESPONDE

**ANNA ALGUERÓ SERNA**
*Psicóloga general sanitaria*

**1_**¿Es una enfermedad o son manías que tienen algunas personas?

Es una enfermedad mental, seria y grave. Puede padecerla cualquier persona sin discriminación de edad, sexo, posición social, actividad laboral, etc. Todos podemos padecerla.

**2_**¿Qué nos indica que una persona padece depresión?

Sentimientos no habituales y fluctuantes a lo largo del día. En general, son más intensos al levantarse por la mañana, debido a que el paciente deprimido ve el inicio del día como un gran reto personal; todo le parece difícil y quisiera que no hubiera amanecido. Hacia las últimas horas de la tarde el estado anímico suele mejorar y es capaz de proponerse proyectos o actividades para el día siguiente. Pero le cuesta también coger el sueño y, una vez logrado, es superficial y poco reparador. Es habitual que se despierte una o dos horas antes de lo deseado y ya no ser capaz de volver a dormir.

**3_**¿Puede repercutir la depresión en la vida sexual?

El interés sexual también sufre sus consecuencias. Es frecuente que la mujer padezca anorgasmias y el hombre disfunciones eréctiles, que con frecuencia hacen aumentar el cuadro depresivo o inician paralelamente uno de ansiedad.

**4_¿Qué diferencia hay entre estar triste y deprimido?**

Es normal que existan la pena o la tristeza ante una ruptura de pareja, la pérdida de un ser querido, etc. A veces a estos sentimientos se les llama depresión, pero no es lo mismo. La tristeza o pena, por muy grande que sea, mejora con el tiempo. La depresión sin tratamiento es difícil que cure. Puede durar meses e incluso años.

**5_¿Cuál es el principal riesgo de una persona deprimida?**

El riesgo principal y más grave es el suicidio, que es veinte veces superior entre los afectados que en el resto de las personas.

**6_¿Se puede tratar la depresión?**

Por supuesto, puede y debe ser tratada. Lo más eficaz es el trabajo conjunto de un psicólogo y un psiquiatra.

# DIABETES

Enfermedad crónica y progresiva que se caracteriza por elevadas concentraciones de glucosa en la sangre.

## DEFINICIÓN

Para su mejor comprensión se puede dividir en dos grupos, que son la diabetes tipo 1 y tipo 2. La diabetes tipo 1 es conocida también como *diabetes juvenil*, pues suele iniciarse alrededor de los 15 años de edad. La diabetes tipo 2, conocida por el mismo motivo como *la del adulto*, suele aparecer alrededor de la tercera década de vida y es mucho más frecuente, pues representa el 95 % de los casos de diabetes. Otro tipo de diabetes es la que se produce durante el embarazo y se conoce como *diabetes gestacional*. Hacia la mitad del embarazo, algunas gestantes que nunca habían tenido diabetes muestran en los controles analíticos una elevación de la glucosa en sangre que no es nada conveniente para la salud del feto. Por lo general estas cifras se normalizan con una dieta adecuada y con la práctica de ejercicio.

## PREDISPOSICIÓN Y CAUSAS

La diabetes tipo 1, o juvenil, se produce porque hay una destrucción de las células beta del páncreas, que son las que deben producir la insulina que necesita el organismo para que los azúcares de la comida lleguen a las células y produzcan energía. Los síntomas que produce son sed intensa, aumento de apetito (aunque, paradójicamente, se adelgaza), aumento de la frecuencia en las ganas de orinar, incluso por la noche, y notable cansancio. Requiere tratamiento médico a base de insulina inyectada; por este motivo también se conoce como *diabetes insulinodependiente*.

En el caso de la diabetes tipo 2, el páncreas produce insulina, pero el organismo no la utiliza para producir la energía necesaria. Además del aumento de glucosa en sangre, se caracteriza por la existencia de antecedentes familiares y por aparecer con más frecuencia a partir de los 30 años. Se suele ver en personas con sobrepeso u obesidad, que la mayoría de las veces ignoran que la padecen por la carencia de síntomas iniciales, aunque más adelante se produce sed y aumenta la cantidad de orina y la frecuencia de las ganas de orinar, algo a lo que muchas veces tampoco se atiende. Cuando aparecen las complicaciones, estas pueden ser serias, como por ejemplo daños en la retina, los riñones, los nervios, la piel y la circulación sanguínea.

## PREVENCIÓN Y TRATAMIENTO

La prevención requiere la práctica de ejercicio adecuado a cada edad, evitar el sedentarismo y la obesidad y, en caso de antecedentes familiares, hacer análisis de sangre con periodicidad para tener controladas las cifras de glucemia (azúcar en sangre).

La diabetes tipo 1 precisa tratamiento médico a base de inyecciones de insulina. En la tipo 2 y la gestacional, los valores de glucosa en sangre se normalizan, por lo general, llevando una alimentación correcta y evitando el sedentarismo y el sobrepeso; de no ser así, existen muchos antidiabéticos orales en forma de pastillas que complementan una vida sana para lograr cifras normales.

## EL EXPERTO RESPONDE

**DR. JOSEP CATALÁ I BERENGUER**
*Endocrinólogo e internista*

**1_**Si los padres son diabéticos, ¿los hijos también van a serlo?

No, de ninguna manera. En la diabetes tipo 1 el riesgo es mínimo. En la tipo 2 es algo más frecuente, pero además del factor hereditario hay otras muchas causas que pueden y deben prevenirse.

**2_**¿En qué beneficia a la salud perder peso y alcanzar el adecuado?

Beneficia en todos los ámbitos de la salud, pero muy especialmente en la diabetes. Controlar la actual epidemia de *diabesidad* (diabetes y obesidad con colesterol HDL bajo) es importante para garantizar la calidad de vida de las personas, además de para prevenir las complicaciones de la diabetes.

**3_**¿Qué complicaciones cardiovasculares produce la diabetes?

Muchas e importantes. Si afecta a las arterias de gran tamaño, puede producir las llamadas macroangiopatías, como son la angina de pecho, el infarto, el ictus, la embolia, etc. Si afecta a arterias de pequeño calibre, produce microangiopatías con daños en el riñón, la retina, los nervios, etc. Es importantísimo tanto tratar la diabetes como adelantarse a las posibles complicaciones detectándolas antes de que se produzcan.

**4_**¿Un joven con diabetes tipo 1 puede llevar una vida normal (deporte, viajes, celebraciones...)?

Totalmente normal. Con los actuales controles de monitorización continua de glucosa y bombas de infusión de insulina se puede llevar una vida sin ninguna restricción. Atletas con diabetes tipo 1 han conseguido oros olímpicos. Es más, se puede llevar el mismo tipo de vida que las personas no diabéticas.

**5_**¿Por qué muchos diabéticos llevan caramelos en el bolsillo?

Si la cifra de glucosa está por debajo de los 55mg/dl, se produce la hipoglucemia, que se manifiesta con sudoración, excitación, palpitaciones, etc. Puede llegar a ser muy grave; por eso, al primer síntoma que se presente, el diabético toma un caramelo o una barrita de glucosa para elevar la glucosa en sangre y evitar llegar a la hipoglucemia.

**6_**Tratarse con insulina, ¿es ya para toda la vida?

Sí en el caso del diabético tipo 1, no necesariamente en el tipo 2. En este segundo caso se puede predecir calculando la reserva pancreática de insulina, que es la capacidad que tiene el páncreas de una persona diabética para fabricar insulina, generalmente en menor cantidad o de peor calidad.

# DIARREA
Es el aumento del número de deposiciones diarias en forma blanda o fluida.

**DEFINICIÓN**

Es uno de los procesos más frecuentes. Cada persona puede presentarla una o dos veces al año y este hecho carece de importancia, pues por lo general se soluciona en uno o dos días sin necesidad de tratamiento. Según su duración, las diarreas se consideran agudas, si es menor de dos semanas, y crónicas, cuando superan este tiempo. Las crónicas son las menos frecuentes y casi siempre se deben a afecciones del colon, del intestino delgado, de la vesícula biliar o del páncreas, aunque también pueden causarlas enfermedades no digestivas, como por ejemplo el hipertiroidismo.

**PREDISPOSICIÓN Y CAUSAS**

La mayoría de las veces, la diarrea se debe a infecciones por virus o bacterias contenidas en alimentos en mal estado, como mahonesas, mariscos, etc. Las bacterias y los virus liberan toxinas que se fijan en las células intestinales, encargadas de regular la absorción de líquidos y nutrientes, y bloquean así su correcto funcionamiento. El resultado es un aumento de los movimientos del intestino, que tiende a eliminar los alimentos contaminados mediante las heces. Otras veces es por efecto de algún medicamento, tal es el caso de la metformina, de ciertos antibióticos, antidepresivos o antiinflamatorios. Algunas enfermedades del aparato digestivo, por ejemplo el colon irritable, suelen producir diarrea. La frecuencia de las diarreas aumenta en verano y durante los viajes debido a las altas temperaturas y, a menudo, a la falta de limpieza en la manipulación de alimentos. El 50 % de las personas que viajan en verano a países en vías de desarrollo suelen padecerlas. Suelen producirse a los dos o tres días de llegar y duran 24 o 48 horas, sin revestir más importancia que la incomodidad que producen. Acompañando al aumento de deposiciones suelen presentarse retortijones intestinales, fiebre, sudor frío, malestar general y sed.

## PREVENCIÓN Y TRATAMIENTO

Ante una diarrea crónica debe siempre acudirse al médico para que aclare su origen y paute un tratamiento. Ante las agudas, antes que realizar un autotratamiento con medicamentos antidiarreicos es preferible una buena hidratación, básicamente con agua azucarada y sueros de ingestión oral. A ello hay que añadirle ayuno relativo durante 24 o 48 horas, con alimentos astringentes, como arroz hervido y sopas de zanahoria.

En estos casos no se aconseja tomar leche ni derivados. Las manzanas ralladas con unas gotas de limón también constituyen un buen alimento durante los procesos diarreicos.

Un buen remedio para reponer los líquidos perdidos y evitar la deshidratación, que puede llegar a ser gravísima para niños, ancianos y enfermos, consiste en añadir a una jarra con un litro de agua (a poder ser mineral) dos cucharadas soperas de azúcar (glucosa), media cucharadita de sal (cloruro sódico), media cucharadita de bicarbonato y el zumo de un limón (potasio). Se beberán pequeñas cantidades cada hora y puede prescindirse de alimentos sólidos sin riesgo alguno, ya que lo importante y fundamental es evitar que el organismo se deshidrate.

En caso de que el número de deposiciones supere las seis al día, haya presencia de sangre en las heces o la fiebre supere los 39 °C, debe consultarse al médico lo antes posible.

**DR. AGUSTÍ MAS I PIQUÉ**
*Medicina General*

1_¿Cómo puedo saber si una diarrea me está deshidratando?

Si el paciente tiene sed, sequedad de mucosas (boca, labios y ojos), piel seca y arrugada que al pellizcarla no vuelve a su posición original (signo del pliegue), ojos hundidos u orina muy poco y la orina es de color oscuro.

2_¿Se debe tener cuidado con una persona con diarrea para que no contagie?

En general, las diarreas no son contagiosas, pero nunca está de más evitar contactos íntimos o manipular sus objetos y ropas personales. También deben lavarse las manos con asiduidad. Con ancianos y lactantes deben extremarse las precauciones.

3_¿Son adecuadas las bebidas de cola y las galletas saladas?

No son malas medidas, pero no las adecuadas. Las bebidas de cola, tipo *zero* o *light*, tienen la ventaja de que se encuentran en todo el mundo y van cerradas con tapón, lo cual garantiza su inocuidad, pero es preferible tomar, si es posible, infusiones, agua mineral con limón, etc. En cuanto a las galletas saladas, proporcionan sodio, muy conveniente, pero aportan demasiado azúcar, que no lo es.

**4_¿Los probióticos pueden ayudar?**

Sí pueden hacerlo. Son productos que ayudan a recuperar el equilibrio de la flora intestinal. Sin embargo, como no todos los probióticos son iguales, conviene consultar con el médico antes de tomarlos.

**5_¿Es cierto que la mayoría de las diarreas podrían evitarse?**

Hasta un 80 % de las diarreas podrían evitarse con una buena higiene de manos al comer o manipular alimentos, bebiendo líquidos embotellados y no comiendo ningún alimento crudo.

**6_¿Las bebidas para deportistas pueden ser beneficiosas?**

Aportan también demasiado azúcar, que ya de por sí puede provocar diarreas cuando se abusa de él. Además, están pensadas para personas sanas que realizan importantes esfuerzos físicos y, como consecuencia, presentan gran sudoración, no para niños o adultos que por un proceso digestivo necesitan evitar la deshidratación. Las sales y los azúcares que se pierden con la sudoración nada tienen que ver con los que se pierden con los vómitos o diarreas.

# DISMENORREA

Dolor en la zona púbica de la mujer, que se inicia con la menstruación o días antes de que esta se produzca.

DEFINICIÓN

Es la causa más frecuente de consulta a los ginecólogos y según su origen puede catalogarse como primaria, cuando se produce sin que haya ninguna causa ni alteración orgánica, y secundaria, cuando sí la hay, como por ejemplo cuando se debe a fibromas, endometriosis, etc. En estos casos, suele ser más grave en cuanto a la intensidad del dolor.

PREDISPOSICIÓN Y CAUSAS

La forma primaria es la más frecuente y se presenta ya con la aparición de las primeras reglas. El dolor es muy intenso el primer día y va perdiendo intensidad progresivamente. No es infrecuente que se acompañe de náuseas, vómitos, dolor de cabeza y ansiedad.

El ciclo menstrual se desencadena por complicados mecanismos hormonales, de ahí que haya, con frecuencia, alteraciones en muchas mujeres, la mayoría de las veces reiteradas, aunque carentes de importancia. No por ello deben dejar de ponerlo en conocimiento del ginecólogo ni de pasar los controles ginecológicos periódicamente. El ginecólogo, además de realizar la exploración física que incluye un tacto vaginal, puede solicitar determinadas analíticas especiales (ultrasonografía transvaginal, resonancia magnética, laparoscopia, etc.) y ayudarse de ellas para esclarecer las causas.

Los dolores o molestias que suelen ocurrir desde la fecha de la ovulación hasta la aparición de la regla se conocen con el nombre de *síndrome premenstrual,* y los antes referidos que acompañan a la regla con el de *síndrome menstrual.* El síndrome premenstrual suele producir dolor o tensión mamaria, irritabilidad y alteraciones del ánimo, dolor de cabeza y dificultades para concentrarse.

## PREVENCIÓN Y TRATAMIENTO

No suele precisar tratamiento médico, aunque, si incomodan mucho las molestias, se pueden aliviar tomando paracetamol o naproxeno, de venta sin receta. Nunca se usarán la aspirina ni derivados, pues facilitan las hemorragias. También son de utilidad los anticonceptivos orales, ya que regulan no solo la aparición y duración de la regla, sino también el dolor. El síndrome premenstrual suele ser más intenso cuando se abusa del café, el tabaco y el alcohol o se están padeciendo temporadas de mucho estrés. Por el contrario, eliminar o reducir estos hábitos, así como hacer ejercicio o deporte y dormir las suficientes horas, ayuda a que no existan las molestias o estas sean mucho más soportables.

# EL EXPERTO RESPONDE

## DRA. CRISTINA GÓMEZ SEGÚ
*Ginecóloga*

**1_**¿A qué edad se aconseja que la niña sepa que va a tenerla cada mes y que, además, puede ocasionarle dolores o molestias?

No existe edad idónea, está bien prepararlas antes de la menarquía (primera regla), pero cada niña tiene su momento. Hoy en día disponen de mucha información, aunque los padres deben hacerles saber que, en caso de dolor, disponen de analgésicos que podrán tomar bajo su supervisión.

**2_**¿La dismenorrea desaparece al tener el primer hijo?

El dolor es variable a lo largo de la vida, si bien es más frecuente tras la menarquía y en la premenopausia debido a los desajustes hormonales. Por esa misma razón parece que podría mejorar tras un embarazo, aunque no siempre es así.

**3_**¿Por qué a veces las reglas son dolorosas unos meses y otros no?

Son muchos los factores que influyen en el dolor, y la percepción de este es subjetiva. El cansancio, el estrés, el insomnio, entre otros muchos, reducen el umbral del dolor y ninguno de ellos es constante en nuestro día a día.

**4_**¿Tiene relación la dismenorrea con el uso de compresas o tampones?

En absoluto. El dolor menstrual viene provocado por contracciones uterinas anormales como resultado de un desequilibrio químico en el cuerpo, con independencia de si se usa compresa, tampón o copa vaginal.

**5**_Antiguamente se recomendaba no ir a playas ni piscinas, e incluso no ducharse ni lavarse durante la menstruación. ¿Hay mujeres hoy con los mismos hábitos?

Por suerte ya son poquísimas, no existe contraindicación para las duchas ni para los baños de inmersión; es más, durante la regla la higiene debe ser mayor y un baño con agua templada puede incluso aliviar el dolor. A algunas personas los baños con agua fría les pueden *cortar* la regla, pero esto no representa ningún problema.

**6**_¿Se pueden tener relaciones sexuales durante la menstruación?

No existe contraindicación, aunque no se debe usar como método anticonceptivo. Un sangrado no asegura no estar ovulando, por lo que tener relaciones durante la menstruación no evita necesariamente un embarazo. El semen actúa como uterotónico (provoca contracciones) por lo que, en caso de dismenorrea, esta puede acentuarse tras el coito.

# ECCEMA DEL PAÑAL

Lesiones en la piel que padecen los niños, y actualmente cada vez más ancianos, en la zona de contacto con el pañal.

## DEFINICIÓN

Se manifiesta básicamente como un enrojecimiento húmedo, acompañado de picor y escozor muy molesto que produce mucha inquietud en el niño. No es rara la aparición de fisuras y grietas, sobre todo en la parte más profunda de los pliegues cutáneos. Tampoco lo es la sobreinfección de la zona por hongos, por lo general cándidas, que le contagia la madre. Sin embargo, no toda lesión de la piel del área del pañal es un eccema del pañal. En esa zona, son también frecuentes los eccemas seborreicos o la dermatitis atópica.

## PREDISPOSICIÓN Y CAUSAS

Los eccemas se producen por la irritación producida por la orina y las heces: la urea contenida en ellas, por acción de ciertas bacterias, se transforma en amoniaco, que es el responsable de la irritación; por este motivo, también se conoce como *eccema amoniacal*. La frecuencia de aparición de este eccema se multiplica por cuatro los días en que el niño tiene diarrea. Entre los 6 y los 12 meses de vida el 35 % de los niños padece este proceso cutáneo. La oclusión producida por el pañal favorece la irritación cutánea, ya que impide la ventilación y retiene la humedad.

## PREVENCIÓN Y TRATAMIENTO

Nunca deben aplicarse cremas ni pomadas no recetadas, pues son muchas las que podrían agravar el proceso, sobre todo las que contienen neomicina, parabenos o corticoides. En la medida de lo posible, debe evitarse el empleo de pañales de plástico, pues retienen el calor y la humedad, con lo que la delicada piel del bebé se ve rápidamente dañada. Lo más adecuado son los pañales extraabsorbentes. Ante las primeras manifestaciones, por lo general de enrojecimiento, la frecuencia de cambio de pañal debe aumentarse a unas 8 o 10 veces al día. Pensemos que el recién nacido suele orinar unas 20 veces cada día y a los 12 meses aún lo hace 5 o 6 veces al día.

Dejar la zona afectada al aire libre el mayor tiempo posible es muy recomendable, así como mantenerla bien limpia, pero sin abusar de enjabonados. Es muy importante secar tras los lavados y no aplicar nunca polvos, pues con el sudor se forman grumos nada convenientes. Durante la noche es muy útil aplicar pomadas protectoras, que, a modo de aislante o crema barrera, evitan el contacto de las heces y orina con la piel del niño.

No se recomiendan toallitas para higiene que contengan perfume ni jabones, ya que producen alergias o irritaciones de la piel con mucha facilidad.

**DRA. LAURA DÍAZ GETE**
*Médico de familia*

**1_**¿Se producen cuando al niño están saliéndole los dientes o está padeciendo otro proceso similar?

Puede coincidir, pero no es determinante. A menudo, el eccema lo presentan bebés que aún no han iniciado la dentición. Se cree que la lactancia materna tiene un papel protector en esta situación.

**2_**¿Pueden producirse por bañar al niño en exceso?

No, siempre y cuando se seque bien al niño tras los baños. De todos modos, el exceso de baños con jabón no es adecuado, pues se debe mantener la barrera cutánea.

**3_**¿Es conveniente utilizar secadores de pelo para secar la zona genitoanal después de bañar al niño?

No es necesario. Una toalla seca es suficiente, teniendo cuidado de que no quede humedad en los pliegues del niño.

**4_**¿Lavar pañales no desechables con lejía puede influir en el desarrollo del proceso?

No influye, aunque si se hace, siempre hay que aclararlos y secarlos muy bien por dos motivos: para que no queden restos de lejía, que en sí es un agresor para la piel, y porque la ausencia de humedad es la clave de la mejoría.

**5_**A menudo se ve a niños en playas y piscinas sin bañador. ¿Es saludable bañar desnudos a bebés y niños pequeños?

Se desaconseja el contacto de los genitales con superficies de dudosa higiene como la arena húmeda o la hierba de las piscinas, ya que pueden ser fuentes de infección. No obstante, si se está en proceso de curación de un eccema, en casa sí es beneficioso quitarles el pañal siempre y cuando se extremen las medidas de higiene.

**6_**¿El niño que presenta eccema del pañal va a ser una persona con problemas cutáneos en el futuro?

No, en absoluto. El eccema del pañal se produce por causa totalmente externa y sin relación con enfermedades de la vida adulta. Hay adultos con diversas patologías dermatológicas que nunca padecieron problemas de pañal durante la infancia, así como también los hay que padecieron serios y reiterados problemas durante la niñez y en la etapa adulta nunca presentaron problemas cutáneos.

# ENFERMEDADES DE TRANSMISIÓN SEXUAL

Toda enfermedad que se puede transmitir de una persona a otra a través de una relación sexual.

DEFINICIÓN

Se pueden contraer más de treinta enfermedades por mantener relaciones sexuales sin protección con una persona infectada, y pueden producirse secuelas importantes sin un diagnóstico precoz y certero ni un tratamiento adecuado.

Tienen relevancia especial para la salud pública, porque, además de al paciente, pueden implicar a su pareja e incluso a un feto en el caso de embarazo.

Las enfermedades de transmisión sexual (ETS) más frecuentes y sus agentes causales son: condilomas (virus del papiloma), gonococia, purgaciones o gonorrea (gonococo), herpes genital (herpes virus tipo II) tricomonas (*Tricomona vaginalis*), sida (VIH), Hepatitis B (Virus HB), candidiasis (*Candida albicans*), vaginosis bacteriana (*Gardnerella vaginalis*) y pediculosis púbica (Ladilla).

PREDISPOSICIÓN Y CAUSAS

La única manera segura de evitar el contagio es no tener relaciones con una persona infectada, hecho prácticamente imposible de detectar, porque la mayoría de las enfermedades tienen un periodo de incubación hasta que aparecen los primeros síntomas, por lo que se ignora su padecimiento y durante este tiempo es posible infectar a otras personas.

Se consideran prácticas sexuales de riesgo la prostitución; las relaciones con desconocidos; los ambientes de riesgo (alcohol, drogas...); el sexo con heridas en el pene, la vagina o la boca... Los agentes productores de enfermedades de transmisión sexual pueden ser de tamaños muy distintos, desde un microscópico virus hasta organismos visibles a simple vista, como las ladillas.

## PREVENCIÓN Y TRATAMIENTO

Cuando se sospecha que se ha contraído una enfermedad de este tipo, debe acudirse al médico de inmediato, no practicar autotratamientos y evitar tener relaciones hasta que se haya aclarado si realmente se padece o no.

No se recomienda usar jabones antisépticos, germicidas o antibacterianos tras las relaciones sexuales o de forma continuada, pues pueden, por exceso, producir cambios en la estructura normal de la piel y favorecer la aparición de molestias como sequedad, picor, exfoliación, irritaciones...

El uso del preservativo es eficaz en la mayoría de las enfermedades de este tipo, sida y hepatitis incluidos, pero debe emplearse uno nuevo en cada relación y ponerse cuanto antes en la penetración y la felación, comprobarse que no esté deteriorado ni caducado, evitar que se rompa con anillos, dientes, etc... y retirarse de inmediato tras eyacular.

**DRA. M.ª AGUSTINA SEGURADO RODRÍGUEZ**
*Dermatóloga*

**1**_¿La píldora tiene algún efecto sobre el contagio de ETS? ¿Las favorece o evita?

La píldora anticonceptiva no protege del contagio de las ETS; es un medicamento hormonal que detiene la ovulación y evita embarazos. Para evitar infecciones se debe utilizar el preservativo.

**2**_¿Usar dos preservativos a la vez disminuye casi totalmente el riesgo de ETS?

En principio, el uso de preservativo reduce la posibilidad de contagio, aunque no la elimina. Diversos estudios han demostrado que el preservativo es altamente eficaz para evitar la transmisión del VIH (sida), más que para otro tipo de infecciones de transmisión sexual. Sin embargo, el empleo simultáneo de dos preservativos no parece aportar más ventajas, e incluso podría ser al revés, porque el uso conjunto favorecería la rotura por el roce de las dos gomas.

**3**_¿Quedas inmunizado ante las ETS una vez padecidas?

Aunque muchas de estas infecciones dejan anticuerpos en sangre, estos no crean una inmunidad permanente y son muy frecuentes las reinfecciones. Tal es el caso de la sífilis, por ejemplo: aunque persistan los anticuerpos durante toda la vida, estos no previenen de volver a contraer la enfermedad si existe un nuevo contacto de riesgo.

**4_¿Hay que tomar medidas ante una relación esporádica?**

Es necesario tomar medidas siempre ante relaciones esporádicas, ya que este tipo de contactos y la promiscuidad se han relacionado con una mayor probabilidad de transmisión de infecciones.

**5_¿Qué pruebas se hacen para saber si has contraído una ETS?**

No siempre se hacen en una analítica rutinaria, por ello suele ser el médico quien, en caso de sospecha, las solicita. Tampoco hay una sola prueba para todas las enfermedades, pues cada una precisa una prueba específica. En general, las muestras se obtienen mediante análisis de sangre, de orina, raspado de la cara interna de la mejilla, secreciones de órganos genitales (frotis, cultivos), etc.

# ENURESIS

Incapacidad de retener la orina, sobre todo por la noche, en niños mayores.

## DEFINICIÓN

Es difícil establecer una fecha a partir de la cual este proceso puede empezar a definirse como anormal, pero numerosos estudios establecen que el límite está en los 5 años para las niñas y los 6 para los niños. Requiere también que se produzca un mínimo de 4 veces al mes.

La vejiga urinaria tiene una capacidad de almacenamiento muy reducida en la infancia, aumenta cada año unos 30 ml hasta los 14 años y mientras no consigue su completo desarrollo son frecuentes las pérdidas. Al llegar a la pubertad, solo un 3 % de los jóvenes no ha pasado a controlar sus funciones urinarias; por ello, hasta no llegar a esta época no se les suele dar demasiada importancia a estas pérdidas involuntarias de orina.

La enuresis se define como primaria cuando a lo largo de la vida del niño nunca se ha logrado controlar la micción. Por el contrario, es secundaria cuando, tras un periodo de tiempo en que se ha logrado controlar el esfínter, empiezan a sufrirse pérdidas de orina no controladas. La forma primaria es, por lo general, nocturna. En muy contadas ocasiones la enuresis tiene un origen orgánico, como malformaciones del aparato urinario, espina bífida, epilepsia o diabetes.

## PREDISPOSICIÓN Y CAUSAS

Algunas situaciones de la vida infantil que suponen un cambio emocional influyen negativamente en el niño que padece enuresis. El nacimiento de un hermano, el inicio de curso escolar, el cambio de colegio, divorcios, fallecimientos, etc., se relacionan con mucha frecuencia con la aparición de la incontinencia.

La importancia de este problema radica en el daño emocional que pueda el sufrir niño, como vergüenza o inseguridad en sí mismo. Con frecuencia, se niegan a asistir a excursiones o a actividades que requieran dormir fuera de casa o compartir habitación con otros niños.

## PREVENCIÓN Y TRATAMIENTO

Ni los castigos ni las regañinas tienen efecto. Un niño enurético tiene emocional y orgánicamente afectada su calidad de vida, por lo que las reprimendas no van a conseguir nada positivo. Bajo ningún concepto será el niño enurético tampoco objeto de burlas, chistes o risas de sus familiares, por supuesto, y se debe vigilar que no se produzcan fuera del entorno familiar, donde el apoyo de los suyos no existe y el niño puede sentirse desprotegido. No hay soluciones maravillosas ni definitivas, pero en ocasiones los placebos logran respuestas exitosas. Existen unas alarmas nocturnas dotadas de un sensor que produce un sonido o una leve descarga eléctrica cuando entra en contacto con la orina, despierta al niño y corta la micción. Por último, y siempre bajo prescripción médica, existen medicamentos por vía oral e inhalaciones nasales de efectos similares a la hormona antidiurética.

**DR. JOSÉ M.ª PÉREZ FERNÁNDEZ**
*Pediatra y neonatólogo*

**1_**Superada una edad razonable, y si se sigue produciendo, ¿cómo debe proceder el pediatra?

El pediatra debe aconsejar iniciar el tratamiento conveniente a partir de los 8 años y, sobre todo, cuando el niño esté en condiciones de comprender las normas de tratamiento conductual o comience a sentirse incómodo con su situación.

**2_**¿Reducir el consumo de bebidas por la tarde ayuda?

Es aconsejable limitar la ingesta de líquidos por la tarde y antes de acostarse, cuantificar la ingesta diaria de líquido (agua, leche, refrescos, sopas) y orinar antes de irse a la cama.

**3_**¿Conviene que en el colegio sepan que el niño es enurético?

Los maestros y cuidadores deben conocer la situación que presenta el niño para poder ayudar en la medida de lo posible, vigilando el estado de ánimo del niño, evitando que los compañeros sean conscientes de su problema y las consiguientes burlas, y dando normalidad a la situación para que el niño no se sienta culpable, se retraiga y sufra.

**4_¿Tiene la enuresis alguna relación con la diabetes tipo 1?**

La producción excesiva de orina en la diabetes tipo 1 puede ser unos de los primeros síntomas. Sin embargo, el niño con diabetes tipo 1 no suele tener enuresis como único síntoma, existen otros signos de la diabetes tales como pérdida importante de peso, sed intensa y cansancio.

**5_¿En alguna ocasión se precisa la intervención urgente por parte del pediatra?**

No en general, pero sí debe tener conocimiento de la situación siempre, sobre todo si se ha controlado la micción durante un mínimo de seis meses y luego ha vuelto a descontrolarse. También si la enuresis se acompaña de cambios de ánimo o conductas especiales como morderse las uñas, tartamudeo, lloros sin causa y desproporcionados, rechazo al colegio, etc.

**6_¿Qué es el método DBT?**

Dry Bed Training consiste en levantar al niño durante la noche varias veces para que haga micciones. Periódicamente se van espaciando hasta que llegue a pasar la noche entera sin tener que despertarlo y, evidentemente, sin que se haya orinado.

# ESGUINCES Y LUXACIONES
Un desgarro de los ligamentos que unen los huesos entre sí.

DEFINICIÓN

Se define como *ligamento* el cordón fibroso que une entre sí los huesos de una articulación determinada, y se llama *articulación* a la unión entre uno o más huesos, que segmentan el esqueleto posibilitando movimientos suaves con límites precisos. Cuando el organismo somete a una articulación a un sobreesfuerzo, los ligamentos, al no ser elásticos, quedan más largos de lo que eran o incluso parcialmente rotos. La consecuencia es una disminución de la unión de los huesos que este *sujetaba*, lo cual causa dolor e inflamación.

PREDISPOSICIÓN Y CAUSAS

Son muy frecuentes los esguinces de tobillo cuando se camina sobre terrenos irregulares. El pie, en estos casos, suele hacer movimientos desacostumbrados y generalmente de manera brusca.

La luxación también afecta a una articulación, pero en este caso hay que añadir que el hueso se ha desplazado de su lugar habitual. El desplazamiento puede ser total, sin que tengan contacto (en cuyo caso se constituye la luxación completa), o puede ser parcial, de modo que las superficies articulares permanecen parcialmente en contacto; es lo que se conoce con el nombre de *luxación incompleta*, *parcial* o *subluxación*.

Para que se produzcan se necesita un movimiento brusco e intenso, lo cual explica que sean más frecuentes en edades medias. Los niños, debido a la elasticidad de sus tejidos, admiten más amplitud de movimientos, y los ancianos, debido a la fragilidad de los huesos, son más propensos a la fractura.

Cuando se produce, la luxación presenta un intenso dolor, luego se atenúa, pero vuelve a agudizarse al menor intento de movimiento. Además, hay deformación de la articulación afectada, como consecuencia del desplazamiento de los extremos articulares.

## PREVENCIÓN Y TRATAMIENTO

Cuando se produce un esguince, debe mantenerse la articulación en reposo, con vendaje elástico y compresas de hielo para evitar o reducir la inflamación. Se pueden hacer movimientos, pero, aunque sean leves, causan dolor. No es frecuente que requieran reparación quirúrgica, ya que con estas medidas mencionadas y algún analgésico o antiinflamatorio por vía oral suele ser suficiente.

En el caso de las luxaciones, los huesos se deben colocar en su sitio lo antes posible, porque si se deja transcurrir algún tiempo la colocación se hace cada vez más difícil. En muchas ocasiones, conviene la actuación médica, porque la maniobra requiere anestesia para lograr una perfecta relajación muscular. Mientras no se haya procedido, los antiinflamatorios o analgésicos de dispensación sin receta atenuarán el dolor y lograrán una cierta tranquilidad en el accidentado. Una vez realizada, durante unos días deben evitarse movimientos bruscos y sobreesfuerzos para que el organismo vaya recuperando la movilidad poco a poco.

## EL EXPERTO RESPONDE

**DR. LLUÍS BESTIT CARCASONA**
*Médico*

**1_**¿Cuáles son las articulaciones más afectadas por esguinces y luxaciones?

Los ligamentos del tobillo y los laterales de la rodilla suelen ser los más afectados por esguinces. En cuanto a las luxaciones, la más frecuente es la del hombro, que suele ser reincidente, seguida por la del codo. Tampoco son raras las luxaciones de los dedos de la mano ni la de la articulación temporomandibular, que es la que permite abrir y cerrar la boca; se encuentra justo debajo de la oreja y cuando se ha luxado no se puede cerrar la boca.

**2_**¿Estar en buena forma física evita lesiones o no tiene nada que ver?

Una buena forma física es fundamental en todas las épocas de nuestra vida, poseer una buena resistencia y un buen tono muscular es fundamental para evitar lesiones y, en caso de que se produzcan, la recuperación será más rápida y más completa.

**3_**¿Los vendajes se deben retirar por la noche?

Si se está tratando una lesión de cierta importancia, la inmovilización ha de ser permanente y mantenerse el tiempo indicado por el médico. Es muy importante que los vendajes los haga un médico, ya que un mal vendaje puede ocasionar problemas articulares y circulatorios muy serios.

**4_**Tras un esguince o luxación, ¿es necesario hacer recuperación?

Es absolutamente necesario. La inmovilización durante un tiempo, no necesariamente muy largo, siempre deja un cierto grado de atrofia muscular por falta de uso. Por otro lado, la lesión que ha hecho necesario el vendaje, al curar, siempre deja adherencias y tejido cicatricial que se puede tratar con los ejercicios de rehabilitación.

**5_**A veces se ve a un deportista con rodillera o muslera, ¿a qué se debe?

Rodilleras y musleras producen una compresión ligera que suele dar confianza al deportista que sale de una lesión. También limitan un poco los movimientos, evitando sobreesfuerzos en momentos en que la lesión está curada, pero no conviene someterla aún a un rendimiento al cien por cien.

# ESTREÑIMIENTO
La dificultad en la evacuación de las heces.

DEFINICIÓN

De los siete millones que lo padecen en nuestro país, dos millones lo sufren de forma habitual o crónica. No es sencillo definir el estreñimiento, porque el ritmo normal de deposiciones varía dependiendo de la persona y de la edad; sin embargo, menos de tres deposiciones por semana pueden considerarse como estreñimiento. También se considera que una persona padece estreñimiento incluso si defeca todos los días pero las heces son escasas, formadas por pequeñas bolitas duras y de difícil evacuación.

PREDISPOSICIÓN
Y CAUSAS

Es más frecuente en ancianos, así que, conforme aumenta el promedio de vida, cada vez son más las personas afectadas. También es común en personas encamadas o con movilidad reducida.

Respecto a los sexos, lo padece el 20 % de las mujeres frente al 8 % de los varones. La causa es desconocida, aunque se cree que la diferente constitución anatómica de ambos sexos y cuestiones hormonales estarían relacionadas con este porcentaje desigual.

Durante el embarazo, las mujeres suelen sufrir estreñimiento, principalmente en el primer y tercer trimestre. También durante el primer año de vida son frecuentes los episodios de estreñimiento. El pediatra debe averiguar si únicamente se deben a la poca movilidad intestinal o a alguna enfermedad de base.

La mayoría de las veces no llega a ser una enfermedad, sino simplemente un estado sin importancia, debido a factores diversos como algunos medicamentos, viajes, cambios de dieta, estrés, etc.

Los síntomas que produce son: dificultad para evacuar, heces escasas y de consistencia dura, sensación de defecación incompleta, molestias en el bajo vientre y, ocasionalmente, sangrado de color rojo vivo.

**PREVENCIÓN Y TRATAMIENTO**

Podemos prevenirlo y tratarlo bebiendo mucha agua, comiendo despacio y masticando bien los alimentos. Por supuesto, es importante hacer ejercicio físico como correr, caminar, nadar, ciclismo, baile, etc.

Si procuramos defecar siempre a la misma hora y evitamos reprimirnos cuando haya necesidad, educaremos al intestino.

Una serie de alimentos ricos en fibra vegetal favorecen el paso de las heces por el intestino, como por ejemplo espárragos, nabos, lechugas, espinacas, miel, aceite de oliva y fruta, sobre todo las ciruelas. La fibra vegetal contenida en los alimentos, al no ser digerida por el organismo, aumenta el volumen de las heces, mejorando así su tránsito por el intestino. Esta se considera un laxante natural que además de encontrarse en los alimentos mencionados puede adquirirse en sobres o en forma líquida lista para tomar.

## EL EXPERTO RESPONDE

**DR. JAUME SELVA PADRÓ**
*Digestólogo*

**1_¿Qué es un laxante?**

Es un medicamento que produce un aumento del ritmo intestinal, lo que genera una mayor frecuencia de las deposiciones. Se distinguen los siguientes grupos: agentes mucílagos (algas marinas, metilcelulosa...), estimulantes (cáscara sagrada...), emolientes (aceite de parafina...) y osmóticos (sales sódicas, magnésicas...).

**2_¿Fumar en ayunas ayuda a defecar?**

Es una leyenda urbana ya que, si en un principio produce un estímulo para defecar, con el tiempo y la dependencia que se desarrolla este estímulo se anula y aumenta el estreñimiento.

**3_¿Ser estreñido ayuda a engordar?**

En absoluto. Lo que sucede es que la retención de heces supone la retención del peso de estas, pero no el aumento en grasa acumulada. El aumento de estos gramos retenidos desaparece al defecar.

**4_¿Leer mientras defecas facilita la evacuación?**

La lectura prolongada sentado en la taza con la espalda erguida no favorece la evacuación, pero sí que favorece la congestión del suelo pélvico y la aparición de diversas complicaciones (hemorroides, fisuras...). La mejor posición para evacuar es en cuclillas.

**5_¿Es necesario y conveniente defecar cada día?**

No. Cada persona tiene su propio ritmo defecatorio, que puede ir desde varias veces al día a pocas veces por semana; en los dos casos es normal.

**6_¿Qué papel juega el consumo de agua para defecar?**

Es primordial mantener una buena hidratación. El 70 % de la composición de nuestro organismo es agua, la cual se obtiene de la ingesta directa o por desecación interna de los alimentos consumidos, con lo que disminuye el volumen de la masa fecal, favoreciendo así el estreñimiento. Todos los productos que ayudan a defecar tienen que ir acompañados por un aporte de agua notable.

# FARINGITIS

Inflamación de la faringe, parte anatómica comprendida en la garganta, entre las amígdalas y las cuerdas vocales.

DEFINICIÓN

La producen, principalmente, infecciones de bacterias o virus, aunque también existen causas mecánicas e irritativas. Durante los meses de otoño y de invierno, la inflamación de la faringe es uno de los motivos más frecuentes de consultas médicas y una de las afecciones que más autotratamientos registra, la mayoría de ellos incorrectos, ya que a memundo se usan indiscriminadamente antibióticos sin que sean necesarios.

PREDISPOSICIÓN Y CAUSAS

Por su posición y funciones, la faringe es una zona de continuo paso de alimentos y del aire que respiramos, con lo cual es muy vulnerable. Gran parte de los dolores de garganta son simples molestias que desaparecen con rapidez y sin necesidad de tratamiento médico, solo con el reposo de la voz, evitando bebidas frías y otros irritantes como el tabaco y las bebidas alcohólicas. No se suele tener en cuenta que los chupitos, aunque nos parezcan poco agresivos por su pequeño contenido, contienen alcohol y cubito o escarcha de hielo; ambos componentes son muy agresivos para la mucosa faríngea. Los ambientes con olor a pintura, colas, disolventes o simplemente polvo pueden provocar también molestias faríngeas si se respira por la boca en lugar de por la nariz.

Por ello es muy importante saber respirar de forma adecuada y, para lograrlo, debe tomarse el aire por la nariz en lugar de por la boca. El aire que penetra por la nariz en primer lugar encuentra los pequeños pelos que están en las ventanas nasales y una sustancia mucoide húmeda; ambos retienen partículas perjudiciales del medio ambiente y, además, la rica red de capilares sanguíneos hace que el aire se caliente antes de penetrar en los pulmones. Si se respira por la boca, estos mecanismos de defensa no existen. La importancia que tiene respirar adecuadamente es tal que, aunque el aire ambiental no contenga elementos perjudiciales, muchas de las faringitis crónicas que se padecen son por respirar por la boca, en especial durante el sueño, debido a la sequedad que produce el aire en la mucosa.

## PREVENCIÓN Y TRATAMIENTO

Un método sencillo para conseguir una humedad ambiental adecuada consiste en dejar un trapo mojado o un recipiente con agua sobre un radiador. También se puede lograr mediante plantas de interior como la palmera areca, la hiedra y el helecho.

El tratamiento médico de la faringitis debe ir dirigido, sobre todo, a calmar la molestia o el dolor local que produce; los analgésicos y antiinflamatorios de baja potencia suelen ser suficiente si no hay fiebre. Las inhalaciones o vaporizaciones de eucalipto o mentol tres o cuatro veces al día durante 15 minutos, cada 4 o 5 horas, son también muy beneficiosas.

Chupar pastillas de venta sin receta a base de vitamina C, miel, limón, menta o clorhexidina proporciona alivio y facilita el habla y la deglución. Sin embargo, y sobre todo en el caso de los niños, no se deben consumir como si fueran caramelos y hay que comprobar que no contengan anestésicos locales tipo lidocaína o corticoides. Cuando la molestia de la garganta que dificulta el habla o produce afonía es de más de 15 días de evolución, debe acudirse al médico lo antes posible.

## EL EXPERTO RESPONDE

**DR. JESÚS GALILEA ECHEVARRÍA**
*Médico de familia*

**1_**¿El aire acondicionado es causa frecuente de faringitis? Si trabajamos en esas condiciones, ¿hay alguna medida preventiva?

Lo principal es regular la temperatura a 23 °C, evitar permanecer mucho tiempo en un espacio con aire acondicionado y humedecer el ambiente con humificadores.

**2_**El tabaco es muy perjudicial para la garganta y, sin embargo, hay personas que al dejar de fumar tosen más. ¿A qué se debe?

Es totalmente normal; el motivo es que el humo del tabaco produce una paralización transitoria de los cilios que recubren los pulmones. Al dejar de fumar, los cilios se ponen de nuevo en movimiento y arrastran el moco bronquial, produciendo tos y, en ocasiones, expectoración.

**3_**¿Se puede contagiar la faringitis mediante la tos?

Sí, las faringitis de origen infeccioso pueden contagiarse. Al hablar, toser y estornudar se expulsan unas pequeñas gotitas de saliva, llamadas *gotitas de Flügge*, que sirven de vía de transporte para bacterias y virus.

**4_**¿Es higiénico toser o sonarse en un pañuelo y guardarlo en el bolsillo?

No, hay que cubrirse la boca y la nariz al toser o estornudar, procurar usar pañuelos desechables de un solo uso y nunca guardarlos en los bolsillos, ya que seguiremos manteniendo el foco de infección.

**5_**Ante un principio de faringitis y antes de acudir al médico, ¿es preferible tomar paracetamol o ibuprofeno?

El ibuprofeno tiene un efecto antiinflamatorio, por lo que es más eficaz para la inflamación de la faringe, y el paracetamol es más analgésico y efectivo para el dolor. De todas formas, los dos tratamientos son efectivos y su administración dependerá de la circunstancia de la persona y de posibles alergias o enfermedades previas. Aun así, no es necesario tomar los dos. Ambos medicamentos son compatibles, pero no necesariamente deben tomarse juntos.

**6_**Si se padecen muchas infecciones de garganta, ¿se recomienda operar de amígdalas o de vegetaciones?

Después de muchas infecciones, las amígdalas y adenoides suelen agrandarse (sobre todo en niños), dificultando la respiración y haciendo necesaria la extirpación.

# FIBROMIALGIA Y FATIGA CRÓNICA

Dolor muscular crónico de origen desconocido.

DEFINICIÓN

Proceso no articular, doloroso, continuo o intermitente, de la musculatura, con existencia de puntos gatillo (zonas del cuerpo más sensibles a la presión, donde, si se presiona, se produce un dolor exageradamente intenso). El 90 % de los pacientes afectados por esta enfermedad no está diagnosticado, ignoran que la padecen pero sufren su sintomatología, que sobre todo consiste en dolores musculares por lo general más intensos por la mañana y agravados si hay cambios de tiempo. También suelen aumentar con el estrés y los estados de ansiedad y, por el contrario, disminuyen en periodos vacacionales o de estabilidad emocional. Cursa también con fatiga, hormigueos en las extremidades, tristeza, decaimiento, falta de concentración y de memoria y alteraciones del ritmo del sueño. Debilita el cuerpo y la mente.

La fatiga crónica, sin ser igual, está íntimamente relacionada con la fibromialgia. Se trata de una enfermedad similar que produce una intensa fatiga, de larga evolución y muy incapacitante, sin que se pueda encontrar una causa orgánica que la produzca o coexista con ella, ni tampoco que sea consecutiva a esfuerzos. Suele presentarse entre la segunda y la cuarta década de vida, y es el doble de frecuente en mujeres que en hombres.

PREDISPOSICIÓN Y CAUSAS

Aún no se ha conseguido determinar su causa, pero se sospecha de cosas tan dispares como que es consecutiva a algún proceso vírico o a alguna alteración emocional antigua no resuelta, por lo que diagnosticarla es difícil dadas la ambigüedad de los síntomas y la falta de métodos diagnósticos precisos. Se cree también que un componente genético podría predisponer a padecerla, pero hasta el momento no se ha identificado ningún gen responsable.

Su diagnóstico resulta complicado. En general se trata de personas con malestar general que acuden continuamente a los médicos sin obtener un diagnóstico ni un tratamiento efectivo.

Se debe sospechar cuando hay dolores musculares espontáneos y provocados al presionar unos puntos determinados (puntos gatillo).

## PREVENCIÓN Y TRATAMIENTO

Como medida general, se recomienda caminar diariamente al menos una hora por la mañana y otra por la tarde. Si hubiera tiempo y ocasión, mejor que caminar sería practicar diariamente una hora de natación. También tiene un efecto muy beneficioso practicar técnicas de relajación, masajes, estiramientos o yoga, así como tener un peso corporal adecuado, evitando el sobrepeso y la obesidad. Aunque no hay nada demostrado, sí parece muy conveniente incorporar a la alimentación habitual suplementos de magnesio, vitamina E y triptófano.

El tratamiento muchas veces se orienta hacia los dolores que se presentan, administrando analgésicos suaves o potentes sin tener en cuenta que a veces se trata de una manifestación de una depresión o de un síndrome de ansiedad, con lo que el apoyo psicológico y los antidepresivos o ansiolíticos serían la conducta más adecuada.

Esta enfermedad, aún no reconocida como tal por algunos médicos al tener síntomas tan comunes con otras enfermedades, es el claro ejemplo de que cualquier tratamiento de cualquier enfermedad en cada enfermo es diferente.

# EL EXPERTO RESPONDE

**DRA. ALMUDENA PLAZA IZQUIERDO**
*Médico de familia*

**1_**¿En qué pruebas se basa el médico para diagnosticarla?

Debemos valorar cada caso de forma individual y ante la sospecha de otras patologías se hacen pruebas para descartarlas. No existe ninguna prueba de laboratorio ni de imagen que pueda ayudar, por eso es tan compleja la labor del médico.

**2_**Si no se dispone de tratamiento, ¿qué puede hacer el médico?

No resulta fácil, pero debe tratarla siempre de forma global, no solo con fármacos para el dolor, sino con apoyo psicológico y social.

**3_**¿Tienen relación con alguna enfermedad enmascarada?

Presenta muchas manifestaciones comunes con otras enfermedades, por lo que hay que pensar siempre en una posible relación. En mi experiencia profesional, la mayoría de los pacientes suelen ser mujeres con una temperatura corporal más baja de lo habitual, con lo que se podría relacionar también con una afectación de los sistemas de termorregulación a nivel cerebral.

**4_**Con tratamiento o sin él, ¿qué pronóstico tienen?

Que no tengan cura no significa que el pronóstico sea malo. Los síntomas son oscilantes y diferentes de una persona a otra, pero en general se puede llevar una vida relativamente normal siguiendo las pautas y los consejos de los profesionales.

**5_**¿Quién debería tratarlas: médico de familia, psiquiatra, psicólogo, reumatólogo...?

Todos pueden aportar su granito de arena. Es importante que se le explique muy bien al enfermo el alcance de la enfermedad, así como sus síntomas, para sobrellevarlos de la mejor manera posible y lograr una buena calidad de vida.

**6_**¿Tienen alguna influencia en la vida sexual?

La inapetencia y la dificultad para lograr orgasmos son los problemas más comúnmente consultados, además de producir insatisfacción en el que los padece. En muchas ocasiones se produce un distanciamiento afectivo con respecto a la pareja.

# FORÚNCULO

Inflamación e infección de un folículo piloso, una pequeña cavidad de la piel donde crece un pelo.

DEFINICIÓN

Podemos describir los forúnculos como un pequeño grano de 0,2 a 1 cm de diámetro, rojo en sus inicios, para volverse más tarde amarillo-verdoso debido a que su contenido se vuelve purulento. Al tacto está caliente y produce dolor ante el más mínimo roce. En algunas ocasiones su tamaño llega a ser considerable, pudiendo llegar a alcanzar el de una castaña.

Se localizan en zonas pilosas, ya que la afección es del folículo de un pelo. Si además hay humedad, calor y roce, como en los pliegues submamarios, inguinales y axilares, su frecuencia es aún mayor. La cara, el cuello y los glúteos también son zonas frecuentes. El uso de pantalones tejanos muy estrechos que generen mucho roce desencadena muchos casos.

PREDISPOSICIÓN Y CAUSAS

Son frecuentes en varones durante la adolescencia y primera juventud debido a la mayor sudoración en estas etapas de la vida y también a la práctica de deporte. El alcoholismo, la obesidad, la diabetes no controlada, la desnutrición y estados en los que la inmunidad está disminuida o suprimida, bien por causa de una enfermedad o por ciertos tratamientos, estos pueden propiciar la aparición de forúnculos. Después de tratamientos con corticoides también suelen aparecer en personas tendentes a ellos.

El ántrax es una agrupación de forúnculos cuya curación es menos agradecida, pues con frecuencia, al curar, deja cicatriz. Son frecuentes en la espalda y el cuello en personas con pocas defensas. Ocasionan, además de dolor local, fiebre y malestar general. Uno de los peligros es que el material purulento se disemine a otras partes del organismo causando infecciones a distancia, particularmente graves si los órganos afectados son el cerebro o el corazón.

## PREVENCIÓN Y TRATAMIENTO

Ante la aparición de un forúnculo se debe mantener la zona bien limpia con agua y jabón, secarla bien evitando que quede humedad en los pliegues de la piel y acabar aplicando alcohol yodado, clorhexidina o algún antibiótico en loción o crema. Los medicamentos en polvo no son muy convenientes, pues tienden a mezclarse con el sudor, creando una especie de pasta que en nada favorece la curación del forúnculo.

La aplicación de compresas húmedas calientes contribuye a que se abra y expulse el contenido purulento por sí solo, pero nunca debe presionarse para que reviente, pues del mismo modo que sale al exterior sustancia purulenta, esta también se extiende por dentro de la piel y puede contaminar otros folículos, dando lugar a otros forúnculos.

A las personas que lo han padecido en más de una ocasión les beneficiará la depilación de la zona afectada para facilitar su higiene. El tipo de depilación más recomendable es mediante láser.

Si no se consigue su remisión con estas medidas, el médico procederá a abrirlo y extraer todo el contenido purulento que contenga. La administración de un antibiótico por vía oral acelerará la remisión del caso; por lo general suele ser suficiente con amoxicilina o cloxacilina. En caso de que el tamaño o el dolor sean considerables, un antiinflamatorio por vía oral será muy conveniente.

**DR. JOAN MARTÍ BORRÁS**
*Cirujano plástico, reparador y estético*

**1_**¿Un forúnculo en la cara puede ser mortal? ¿Qué es el «triángulo de la muerte»?

Se llama popularmente *triángulo de la muerte* al que se forma entre las líneas imaginarias que unen la raíz de la nariz con los dos extremos del labio superior. Todas las venas que recogen sangre en este triángulo la llevan al seno cavernoso, que está situado en el cráneo, por lo que toda infección cutánea a este nivel puede extenderse al cerebro, algo que puede ser gravísimo e incluso mortal.

**2_**¿Pueden pincharse con una aguja y vaciarlos?

Pinchar un forúnculo y exprimirlo para conseguir vaciarlo puede provocar su extensión, tanto en superficie como en profundidad. Está, pues, contraindicado por completo efectuar manipulaciones.

**3_**¿Se pueden contagiar a otras personas?

Los gérmenes causantes de la aparición de forúnculos (estafilococos y estreptococos) pueden infectar a otras personas cuando se proceda a manipular o efectuar curas sin la debida precaución, como usar guantes aislantes, lavarse las manos después de la manipulación y evitar el contacto con heridas abiertas.

**4_¿Pueden ser síntoma de una diabetes que aún no ha aparecido?**

Con frecuencia, la aparición repetida de forúnculos pone sobre la pista de una diabetes larvada.
La diabetes más leve puede agravarse con la aparición de un forúnculo, de igual manera que un forúnculo puede agravarse si afecta a una persona diabética.

**5_¿Un forúnculo en zona perivaginal es perjudicial para un feto?**

La infección causada por un forúnculo en la región perivaginal puede provocar un aborto. Es, pues, de suma importancia mantener la higiene de la zona, así como seguir los tratamientos establecidos de compresas calientes, curas tópicas con derivados yodados y pomadas antibióticas.

**6_¿Cuándo puede intervenirse quirúrgicamente?**

El desbridamiento quirúrgico o vaciado de un forúnculo se practicará cuando el tamaño o el dolor que produzca sean de importancia o supongan un riesgo para la salud general del paciente.
La administración de antibióticos suele acelerar la mejoría del proceso en la mayoría de los casos.

# GINGIVITIS

Enfermedad de las encías generalmente motivada por la presencia de bacterias que provocan inflamación y sangrado.

DEFINICIÓN

Las molestias que producen son una tendencia al sangrado de las encías al comer, lavarse los dientes o incluso al hablar, lo cual origina mal aliento (halitosis), mal sabor de boca y dolor. El aspecto de las encías es rojo brillante debido a la inflamación.

Si esta inflamación progresa, puede producirse periodontitis, en la cual ya hay pérdida del tejido óseo dental que deja ver una retracción de la encía en el lugar donde se inserta el diente, dando el falso aspecto de que el diente ha crecido. Hay movilidad horizontal de los dientes y, como consecuencia final, puede haber pérdida de piezas dentales.

PREDISPOSICIÓN Y CAUSAS

En muchas ocasiones se produce por no llevar una higiene dental adecuada. Los restos de comida que permanecen entre los dientes constituyen un alimento ideal no solo para las bacterias, sino también para otros muchos gérmenes, razón por la que la denominación *placa bacteriana* cada vez se usa menos. Todos estos microorganismos se reproducen de manera exponencial debido a que encuentran unas condiciones de vida más que aceptables en presencia de dicha placa. Poco a poco se va formando una película que se deposita en la zona de contacto del diente con la encía.

PREVENCIÓN Y TRATAMIENTO

La higiene dental es básica y fundamental para evitar caries y otras afecciones de los dientes y de las encías. Los movimientos durante el cepillado han de abarcar la totalidad de la boca: la parte externa de los dientes, la interna, la zona plana de masticación y la afilada de corte.

El cepillo debe subir y bajar en un movimiento vertical desde la encía hasta el diente, manteniendo una inclinación de 45 grados para eliminar los restos de alimentos. Debe hacerse tres veces al día, después de cada comida, durante al menos dos minutos. El mínimo recomendado para mantener una boca sana es cepillarlos al menos antes de ir a dormir. Este es el lavado más importante, pues durante las horas de sueño las bacterias bucales producen efectos nocivos con más facilidad.

El cepillo dental debe ser de material sintético. La dureza y el diámetro de las cerdas no tienen demasiada importancia, aunque para unas encías delicadas es preferible que sean blandas.

Los cepillos eléctricos, debido a su movimiento uniforme, eliminan con más facilidad la placa dental. Para completar una perfecta higiene bucal, antes o después del cepillado se aconseja realizar un enjuague con una sustancia antiséptica, a ser posible sin alcohol.

Además de un correcto cepillado, es muy recomendable emplear hilo dental para movilizar las partículas que quedan fuera del alcance del cepillo. Por otra parte, no se debe ir al dentista solo cuando haya dolores; es muy conveniente realizar revisiones periódicas, como mínimo una vez al año, para evitar caries, periodontitis y demás infecciones que no son nada infrecuentes, como por ejemplo la candidiasis oral.

# EL EXPERTO RESPONDE

**DR. ANDREU FERRER FERRER**
*Dentista*

**1_**Tras una amigdalitis, faringitis o cualquier afección con fiebre, ¿debería cambiarse el cepillo dental por otro nuevo?

En condiciones de salud se recomienda cambiar de cepillo dental (o de cabezal) cada 3 meses. Después de una infección orofaríngea es interesante aprovechar para sustituirlo no porque pueda afectar a la encía, sino para no reinfectar el foco donde se originó la infección. Más importante aún es evitar compartirlo.

**2_**¿El sangrado de encías puede deberse al hecho de cepillarse los dientes demasiadas veces al día?

No, un sangrado de encías es la manera que tiene nuestra boca de advertirnos de que tenemos placa bacteriana acumulada en los dientes, como un chivatazo de que algo va mal. El sangrado desaparece en el 99 % de los casos con un cepillado más eficiente, más frecuente o más prolongado, o con una limpieza bucal por parte de un higienista.

**3_**¿Es mejor no cepillarse los dientes cuando las encías duelen o sangran, para no lesionarlas?

El sangrado de la encía puede provocar cierta inquietud y hacernos pensar que el cepillado empeorará la situación. Esta es una conclusión equivocada, ya que lo que en realidad empeorará el problema de la encía es dejar de cepillarnos. Cuando la encía sangra o causa dolor, podemos pasar a usar temporalmente un cepillo blando, pero no dejar de cepillarnos. Una vez superada la gingivitis, podemos retomar el uso de un cepillo medio, que es el más adecuado.

**4_**¿La gingivitis es más frecuente en fumadores?

El tabaco disminuye el aporte de oxígeno a la encía y al hueso que soporta los dientes. Como consecuencia, actúa como un tóxico que acentúa y acelera la pérdida de hueso y encía, algo que resulta mucho peor que una simple gingivitis, ya que acaba provocando la pérdida de dientes (incluso piezas sanas) que se han quedado sin soporte.

**5_**¿Mascar chicle sustituye al cepillado?

Comerse una manzana o masticar chicle son acciones que tienen la propiedad de arrastrar restos alimentarios de un cierto tamaño y de fabricar saliva. Esto último contribuye a disminuir la acidez producida durante la descomposición en la boca de dichos alimentos. Sin embargo, nunca podrán ser sustitutos del cepillado, que es el único método eficaz para eliminar la placa bacteriana.

**6_**¿Es contagioso el sangrado de encías?

Cada uno, cuando nace, tiene un determinado abanico de bacterias en la boca, lo que los profesionales llamamos *flora bacteriana*. Hay bacterias que se hallan en equilibrio entre sí, y por tanto son inocuas, y bacterias que se potencian entre ellas para ser más destructivas. Quien posea una flora bacteriana destructiva, tenderá a sufrir más enfermedades de encías. Se ha demostrado que una flora bucal inocua puede mutar (cambiar) a destructiva con besos profundos y prolongados en el tiempo, como es el caso de aquellas parejas en las que uno de los dos presenta problemas de encía.

# GRIPE Y RESFRIADO COMÚN

La gripe o síndrome gripal es una enfermedad producida por un virus mutante.

## DEFINICIÓN

Tras un periodo de incubación del virus de 24-48 horas, empiezan a aparecer dolores de cabeza y musculares, fiebre alta, tos, estornudos y sensación de malestar general. A los cuatro o cinco días, la sintomatología empieza a remitir y después de una semana prácticamente solo queda un cansancio que poco a poco va a ir desapareciendo.

El resfriado común o catarro es un malestar frecuente en invierno que afecta a la nariz y a la garganta. Prácticamente la totalidad de la población lo padece al menos una vez cada invierno. También lo causa un virus que se transmite de igual modo que el gripal, produciendo molestias que pueden afectar a personas de todas las edades. Entre 24 y 48 horas después del contagio empiezan a manifestarse los síntomas, que principalmente son escalofríos y febrícula (fiebre no muy alta), malestar general, dolores de cabeza y de las articulares. Da paso a obstrucción nasal por mocos, que pueden ser amarillo-verdosos y espesos o totalmente líquidos e incoloros. También produce tos seca y dolor de garganta, sobre todo al tragar.

## PREDISPOSICIÓN Y CAUSAS

La gripe está causada por el virus influenza, que es de naturaleza mutante; es decir, cambia cada año y logra afectar al 40 % de la población, casi siempre en invierno. El resfriado no se debe a un solo tipo de virus. En invierno los provocan los del tipo parainfluenza, y el resto del año los del tipo rinovirus.

Ambas enfermedades se transmiten sobre todo a través de un enfermo que al hablar o toser expulsa de su cuerpo los virus al medioambiente y de ahí al organismo de otra persona. También puede contagiarse a través de objetos contaminados como pañuelos, o al tocar las manos de un enfermo. Ciertas personas con la salud debilitada, como los diabéticos, cardiópatas e incluso ancianos, fumadores y embarazadas son más propensos a padecerla y, además, con más intensidad.

**PREVENCIÓN Y TRATAMIENTO**

La prevención se realiza por medio de la vacuna antigripal, que debe suministrarse cada año y se ha de modificar también anualmente debido al carácter mutante del virus. El tratamiento de la gripe y del resfriado común suele limitarse a tratar los síntomas con ibuprofeno, paracetamol y algún antitusígeno o mucolítico si hay afectación del aparato broncopulmonar.

Solo se darán antibióticos si se sospecha de una sobreinfección añadida, y no se recomienda prescribirlos por sistema. En general, no deja secuelas ni presenta complicaciones en personas jóvenes y sanas; si las hubiera, son pocas y muy leves.

En el caso de la gripe, el reposo en cama es fundamental, así como la baja laboral para no alargar el proceso y no contagiar a otras personas. Es aconsejable beber mucho para compensar las pérdidas hídricas producidas por la fiebre. Una dieta adecuada ayudará a remontar la enfermedad; son muy beneficiosos los caldos vegetales y alimentos a la plancha o hervidos.

## EL EXPERTO RESPONDE

### DRA. ESTHER JUANOLA TORRENT
*Médico de familia*

**1_**¿En qué se diferencian la gripe y los resfriados?

Básicamente, la gripe tiene un comienzo brusco, cursa con fiebre alta y dolores de cabeza y musculares. Los resfriados se caracterizan por su comienzo lento, escalofríos que empiezan a notarse durante días y estornudos frecuentes.

**2_**¿Es conveniente vacunarse? ¿En qué época?

Se aconseja en mayores de 65 años, embarazadas, enfermos con padecimientos cardiopulmonares, respiratorios y metabólicos (sobre todo diabetes), trasplantados y niños a partir de los 6 años. También es especialmente recomendable para profesionales que realizan servicios a la comunidad (bomberos, policías…) o que están más expuestos a padecerla (personal médico, cuidadores de geriátrico, docentes…). Lo ideal es hacerlo desde primeros de octubre hasta primeros de diciembre.

**3_**¿La vacuna antigripal tiene efectos secundarios?

Como cualquier medicamento, puede producir alergias, aunque es rarísimo. Solo produce molestias ligeras como inflamación y enrojecimiento leve, y algo de calor en el lugar de la inyección.

**4_** Un remedio popular es un vaso de leche caliente con un chorro de coñac y una aspirina antes de dormir, ¿es correcto hacerlo?

Muy popularizado, pero nada aconsejado; tampoco lo es darse una ducha con agua fría. Nunca debe administrarse ningún medicamento con bebidas alcohólicas.

**5_** La gente habla mucho de gripe intestinal, ¿qué es?

Es un término incorrecto muy popularizado. Los virus gripales no afectan al aparato digestivo. Otra cosa puede ser que se padezca al mismo tiempo la gripe con otro proceso digestivo, pero sin relación alguna.

**6_** ¿Los complejos vitamínicos son útiles en su prevención?

Las vitaminas C y D forman parte de múltiples productos de parafarmacia. Su uso se basa en la idea de que la gripe y el resfriado no se producen por contacto con el virus, sino cuando, teniendo las defensas bajas, hay un contacto con el virus.

# HEMORROIDES

Dilatación de las venas de la mucosa que recubre el recto y el canal del ano.

DEFINICIÓN

También se conocen con el popular nombre de *almorranas*. Se consideran estructuras anatómicas normales, que ya están presentes en el momento del nacimiento, dispuestas como almohadillas adaptadas y ajustadas al canal anorrectal, y que contribuyen, junto con los esfínteres externos, a su oclusión. Solo una de cada cuatro personas no va a padecer molestias debido a ellas a lo largo de su vida.

Hay dos tipos de hemorroides, internas y externas, según estén localizadas en el recto o el ano. Las rectales son internas y las anales externas, aunque lo más frecuente es padecerlas en las dos localizaciones; entonces se llaman simplemente hemorroides, pues se da por supuesto que afectan a toda la zona anorrectal.

PREDISPOSICIÓN Y CAUSAS

El factor predisponente más importante es la edad. Con el tiempo, los tejidos de soporte de la zona anorrectal están más relajados, con lo que aumenta la dilatación de las venas locales. El siguiente factor por orden de frecuencia es el aumento de la presión dentro de la cavidad abdominal (por ejemplo, durante los embarazos), que provoca un enlentecimiento del retorno venoso de la sangre a ese nivel, con lo que se almacena sangre en las venas, lo cual conlleva también una dilatación de estas.

Otros factores también implicados son los esfuerzos durante el parto o durante la defecación, el estreñimiento, las fisuras anales, el sedentarismo, la obesidad y el consumo de alcohol y de comidas muy picantes.

Los síntomas que producen son sangrado y dolor. La sangre es de color rojo brillante, en forma de hilos sobre las heces, goteo tras defecar o manchado del papel higiénico al limpiarse. En ocasiones, en una vena del recto o del ano se forma un coágulo por acumulación de sangre y se produce

una inflamación perceptible a simple vista y muy dolorosa,
sobre todo al defecar, ya que el paso de las heces se ve
obstruido, por lo que es preciso aumentar el esfuerzo.

## PREVENCIÓN Y TRATAMIENTO

Es muy importante llevar un ritmo intestinal adecuado,
diario y, a ser posible, a las mismas horas, evitando siempre
el estreñimiento. En ocasiones, el dolor que se produce
al defecar induce a intentar evitar hacerlo, con lo cual se está
favoreciendo inconscientemente la aparición de
las hemorroides. Las comidas ricas en fibras vegetales son
muy recomendables, pues favorecen el tránsito intestinal.

Antes de acudir al médico pueden emplearse los baños
de asiento de cinco minutos con agua templada varias veces
al día. Deben evitarse las pomadas con anestésicos locales,
pues con mucha frecuencia producen alergias que agravan
considerablemente el proceso. Pueden usarse analgésicos de
venta sin receta en caso de dolor intenso, pero evitando las
aspirinas y sus derivados, pues favorecen el sangrado.

# EL EXPERTO RESPONDE

## DR. JOAQUÍN CAPDEVILA I ALFONSO
*Médico internista*

**1_**¿Qué medidas de acción inmediata se pueden tomar ante una crisis hemorroidal?

Tomar analgésicos e intentar normalizar el ritmo de deposiciones, es decir, evitar el estreñimiento. Si con ello no remite, el médico recetará antiinflamatorios, pomadas con corticoides y medicamentos que mejoren el sistema venoso.

**2_**¿Hay antecedentes familiares?

No necesariamente, pero casi siempre hay más de un familiar afectado por el mismo problema.

**3_**¿Qué son las fibras vegetales?

Son un grupo de alimentos que no se digieren ni se absorben, sino que se hidratan en el tubo digestivo favoreciendo que las heces tengan una textura más blanda, con lo que su movilización, y lógicamente su eliminación, son más sencillas.

**4_**¿La cirugía es una solución definitiva?

Sí lo es, pero no todas las hemorroides precisan operación quirúrgica. Si presentan un gran tamaño, sangrados y dolores intensos, además de otros problemas asociados como fisuras anales, el tratamiento quirúrgico es una buena opción.

**5_**¿Por qué son tan frecuentes en embarazadas?

Debido al aumento de la presión abdominal y a la tendencia y frecuencia con que en el embarazo se produce estreñimiento. También es una de las razones por las que se aconseja el ejercicio moderado durante la gestación.

**6_**¿Qué es una hemorroide prolapsada?

En ocasiones, el esfuerzo para defecar hace que una hemorroide interna salga hacia el exterior a través del ano. El dolor y picor intensos son consecuencias inmediatas.

# HERPES SIMPLE

Enfermedad de la piel y las mucosas causada por el virus del herpes simple.

DEFINICIÓN

Hay dos tipos de virus del herpes simple: el VHS tipo 1, responsable del herpes labial que afecta al 70 % de la población; y el VHS tipo 2, responsable del genital, que afecta al 12 %.

En ambos tipos se produce un primer contacto con el virus que no produce más que un ligero malestar o algo de febrícula. En el tipo 1 este primer contacto suele producirse en la infancia, y en el tipo 2 en la adolescencia. El virus, en ambos casos, queda en el organismo en estado latente, alojado en ganglios nerviosos durante meses, a veces incluso varios años. Es detectable en sangre por la presencia de anticuerpos específicos contra el virus.

PREDISPOSICIÓN Y CAUSAS

Hay una serie de factores que pueden reactivar el virus, que estaba aletargado pero aún no había producido el herpes simple como tal, sino solo ligeras molestias. Estos factores son una inmunidad deficiente por algunas enfermedades, medicamentos, etc. También el estrés, el abuso de sol, la menstruación, la fiebre, etc., pueden ser factores favorables que hay que tener en cuenta a la hora de establecer tratamientos.

Los dos tipos de herpes se inician con un picor leve que precede a las lesiones; pocas horas después aparecen unas vesículas del tamaño de una cabeza de alfiler, agrupadas en racimos, con intenso picor. Suelen localizarse en los labios o alrededor de estos. Al cabo de tres o cinco días, se secan y se transforman en pequeñas costras que poco a poco van a ir desprendiéndose, con lo que el proceso quedará curado.

Tanto el herpes simple facial como el genital pueden ir repitiéndose periódicamente ante los diversos factores. desencadenantes antes expuestos. En este caso reciben el nombre de *herpes simple recidivante*, tipo 1 o 2, según dónde se localice.

Es muy frecuente que el herpes tipo 1 aparezca en los labios o en los alrededores de la boca tras una exposición al sol; por ello, es muy recomendable utilizar siempre protector solar labial. Otros pequeños traumatismos, que no siempre se tienen en cuenta, como el roce que produce el cepillo de dientes, son con frecuencia factores desencadenantes de los brotes.

## PREVENCIÓN Y TRATAMIENTO

No existe ningún tratamiento antivírico curativo. Lo que sí es muy importante es empezar rápidamente a aplicar medidas paliativas, como toques con alcohol cada 3 o 4 horas o aplicar un cubito de hielo envuelto en plástico también cada 3 o 4 horas, en cuanto aparecen los primeros signos. Disponemos de antivíricos por vía oral no curativos, pero que sí limitan el curso de la enfermedad, como el aciclovir, el valaciclovir y la brivudina. Debe recetarlos el médico y solo tienen utilidad si empiezan a administrarse al inicio del brote.

En los dos tipos es muy importante evitar el rascado y limitar en lo posible el contacto con niños, ancianos y enfermos, por la gran facilidad con que se contagia.

## EL EXPERTO RESPONDE

**DRA. NATALIA TALENS**
*Médico de familia*

**1_** ¿Es cierto que se puede tener el virus y no saberlo?

Sí. En algunas ocasiones, los brotes son asintomáticos, sobre todo el de tipo 2, dado que el primer contacto con el virus es prácticamente asintomático, aunque sí detectable en sangre por la presencia de anticuerpos. Se suele tener constancia de padecer la enfermedad a partir del segundo contacto.

**2_** ¿Los dentífricos acortan la duración de los brotes?

No es un remedio recomendado. No influyen en su duración, se trata de una leyenda urbana que no tiene ningún fundamento. Al contrario, a veces incluyen en su composición productos que pueden ocasionar reacciones alérgicas.

**3_** ¿El uso del preservativo elimina el riesgo de contagio del de tipo 2?

Disminuye el riesgo de contagio, pero no lo elimina. Por lo tanto, además de usar preservativos, ante cualquier relación esporádica o de riesgo deben extremarse las precauciones, sobre todo las higiénicas, como son lavarse antes y después de tener relaciones sexuales y tener presente que ciertos juguetes sexuales, si no están suficientemente limpios, pueden ser fuente de transmisión de todo tipo de gérmenes.

**4_**¿Solo se transmite cuando hay vesículas?

No, no es raro contagiárselo a otra persona en el momento de estar libre de síntomas. Por eso la persona que lo padece debe tomar las precauciones necesarias para evitar transmitirlo.

**5_**¿Si no es por contagio sexual, no se padece el herpes tipo 2?

No, la vía sexual es una forma de contagio, pero no la única. Dado que el virus tipo 2 es de localización genital, el contagio sexual es el más frecuente, pero no es el único.

**6_**¿Las mascotas pueden transmitirlo?

No, el virus del herpes simple solo lo padecen los humanos, no hay referencias de que otros animales hayan podido padecerlo ni tampoco de que actúen como vehículo transmisor.

# HIPERTENSIÓN ARTERIAL

Enfermedad crónica en la que los valores de presión arterial máximos y mínimos superan los 140 y 90 mm de mercurio, respectivamente.

DEFINICIÓN

La presión arterial es la medida de la fuerza ejercida contra las paredes de las arterias por la sangre a medida que el corazón la bombea.

Una de cada tres personas de las que la padecen lo ignoran y una de cada dos personas que reciben tratamiento no lo hacen correctamente. Tiene una importancia extrema, ya que es uno de los factores más determinantes del riesgo cardiovascular y, según estima la OMS, más de 600 millones de personas la padecen.

Afecta más a hombres que a mujeres, pero a partir de la menopausia se invierten los porcentajes, debido a que dejan de actuar una serie de hormonas que impedían que las cifras en mujeres fueran elevadas.

Uno de sus peligros es que cursa asintomáticamente; se la denomina *epidemia silenciosa* debido al gran número de personas hipertensas y a la ausencia de síntomas. Sin embargo, debe sospecharse siempre que haya dolores de cabeza no habituales y continuos, visión borrosa, mareos y fotofobia (intolerancia a la luz).

PREDISPOSICIÓN Y CAUSAS

Las causas son múltiples, un 90 % de los casos se debe a herencia familiar o a condiciones de vida no saludables, como la obesidad, el estrés, la vida sedentaria, el consumo exagerado de sal o alimentos salados, café y alcohol. Este tipo de hipertensión se conoce como idiopática o primaria.

Cuando tiene por origen un trastorno orgánico o fármaco, se denomina secundaria, y las causas más comunes en este caso son enfermedades del riñón, del tiroides o de las glándulas suprarrenales. Algunos de los medicamentos que pueden elevarla son ciertos anticonceptivos, corticoides antimigrañosos e incluso el consumo exagerado de regaliz.

Su diagnóstico es sencillo; basta medirla adecuadamente en la consulta médica estirado en una camilla o sentado y relajado con el brazo estirado, a poder ser a la misma altura que el corazón, sin cruzar las piernas, sin realizar movimientos ni hablar. Quince minutos antes, es mejor evitar tomar café o fumar y se debe procurar haber orinado. El ambiente debe ser tranquilo, sin ruidos y con luz ambiental.

Hay tres modos de medir la tensión arterial; uno de ellos, y quizá el más frecuente, es en consulta médica. Aunque la técnica y el médico sean los más adecuados, con frecuencia se produce un efecto llamado *de bata blanca*, que consiste en dar unas cifras algo más altas de lo real debido la situación de estar ante un médico. La segunda es la automedida (AMPA) por la propia persona o un familiar. Y, por último, se puede realizar mediante monitorización ambulatoria (MAPA), mediante un aparato portátil colocado por el médico que permite registrar los valores durante 24 horas fuera del ambiente médico hospitalario.

## PREVENCIÓN Y TRATAMIENTO

Antes de realizar un tratamiento médico conviene adoptar unos hábitos de vida sanos, con los que, corrigiendo los factores antes descritos, en muchas ocasiones se reducen o se normalizan las cifras. Si a pesar de ello no se lograra, debería empezar a pautarse un tratamiento médico, aunque probablemente sea para toda la vida.

Las personas hipertensas deben revisarse periódicamente el fondo del ojo y el funcionamiento de los riñones, porque junto con los daños que se pueden producir en el sistema cardiovascular, son los órganos que más fácilmente pueden sufrir sus consecuencias.

**DRA. RAQUEL URDIAIN AGORRIZ**
*Médico de familia*

**1_**¿Qué se considera tener una buena tensión? ¿Es recomendable tomársela con regularidad?

Una buena tensión arterial varía según las edades, pero en general la tensión sistólica debe ser inferior a 140, y la diastólica, menor de 90.
No se recomienda tomarla habitualmente excepto si se padece hipertensión o hipotensión y se toma medicación por ello.

**2_**¿Qué son la TA máxima y la TA mínima?

La TA máxima también se llama *TA sistólica* y es la presión máxima que se alcanza en las paredes de las arterias en la sístole, es decir, al contraerse el corazón para empujar la sangre hacia los tejidos. La TA mínima, también llamada *TA diastólica*, se corresponde con el valor mínimo de la presión cuando el corazón está en diástole, esto es, el movimiento realizado por el corazón cuando se relaja para que entre sangre en sus cavidades.

**3_**¿La medicación permite comer con sal?

La dieta hiposódica, baja en sal, muchas veces es suficiente para regular la tensión arterial. Si no se consigue, entonces es necesario recurrir a la medicación, que debe ser complementaria a la dieta, nunca al revés, de modo que tomar medicación no significa que se pueda comer de todo sin control.

**4_¿El tratamiento antihipertensivo es de por vida?**

Si se trata de una hipertensión leve, en ocasiones, con un método de vida sano, se puede llegar a no necesitar tratamiento; sin embargo, la norma es lo contrario. Con la edad, la tensión tiene tendencia a ir aumentando, de modo que no es raro que se necesite más de un medicamento.

**5_¿La tensión baja da síntomas?**

Se consideran hipotensión las cifras por debajo o iguales a 90 de sistólica y 60 de diastólica. Los síntomas no son graves ni crónicos. Se suele producir debilidad, mareo, somnolencia e incluso pérdida de conocimiento. Acostumbran a ser episodios pasajeros y frecuentes en personas jóvenes. No suele requerir ningún tipo de medicación.

# INFECCIONES VAGINALES

La vaginitis o vulvovaginitis es una infección de la mucosa vulvar o vaginal
por ciertos microorganismos como hongos, bacterias o protozoos.

DEFINICIÓN

Una tercera parte de las mujeres españolas no pasa revisiones
ginecológicas por desconocimiento de la necesidad de
hacerse controles periódicos. Muchas de ellas son portadoras
de enfermedades infecciosas que causan molestias que
consideran *normales*; principalmente son picores,
secreciones vaginales, dolor en sus relaciones sexuales
y erupciones en la piel que rodea la vulva.

Son tres enfermedades las causantes de estos síntomas:
la candidiasis, las tricomoniasis y la vaginosis bacteriana.

PREDISPOSICIÓN
Y CAUSAS

La candidiasis la produce un hongo, cándida, que vive en el
aparato digestivo de personas sanas y es tan frecuente que se
considera que el 75 % de las mujeres lo ha padecido o lo hará
en algún momento de su vida. Los síntomas son intensos
picores vaginales acompañados de secreciones no muy
abundantes, pero muy espesas. La zona perivulvar y vulvar
suele estar enrojecida debido al picor, el rascado y la
infección. Este tipo de infecciones son frecuentes tras
tratamientos con antibióticos y corticoides, así como en
diabéticos no tratados correctamente.

Las tricomonas causantes de la tricomoniasis son
microorganismos que forman parte de la flora local del tracto
urogenital de la mujer y del hombre. Son capaces de
sobrevivir en objetos húmedos como toallas, ropa interior,
mobiliario de piscinas, saunas, etc., pero también en fluidos
corporales como semen, orina y secreciones vaginales, por lo
que el contagio tras las relaciones sexuales es muy frecuente.
La manifestación clínica más común es la presencia de una
secreción vaginal amarillo-verdosa maloliente y espumosa.
Se acompaña también de molestias al orinar y picores
vulvares y perivulvares.

La vaginosis bacteriana, más que una infección, es una alteración del ecosistema vaginal que, debido a causas diversas entre las que figuran el embarazo, los métodos anticonceptivos como dispositivos intrauterinos (DIU), cremas, espermicidas y también los orales, aumentan el número de bacterias normales en la vagina. Sus síntomas son la presencia de un olor desagradable en el flujo vaginal blanquecino, que es más bien escaso en comparación con el de los dos procesos anteriores. El picor también es menos intenso que en aquellos.

## PREVENCIÓN Y TRATAMIENTO

Aunque cada una de ellas tiene su tratamiento específico, la higiene íntima es común a las tres y consiste en duchas frecuentes evitando los excesos de jabón, en especial los perfumados, y secado por presión y no por frotamiento. Del mismo modo, es mejor evitar el papel higiénico perfumado y el coloreado por las frecuentes reacciones alérgicas que pueden desencadenar. La ropa interior debe ser de algodón y hay que evitar el nailon y que sea demasiado ajustada. Otra medida importante es evitar al orinar que la ropa interior toque los zapatos y, por supuesto, no hay que ponérsela nunca con los zapatos puestos.

# EL EXPERTO RESPONDE

**DRA. CRISTINA GÓMEZ SEGÚ**
*Ginecóloga*

**1_**¿Qué es la flora vaginal?

Es el conjunto de bacterias que viven de forma natural en la zona íntima femenina. La mayoría son lactobacilos y tienen una función protectora, ya que producen ácido láctico y otras sustancias que ayudan a mantener el pH vaginal ácido, dificultando el crecimiento de otros microorganismos nocivos.

**2_**¿Qué recomienda el ginecólogo en caso de infecciones frecuentes, compresas o tampones?

Se trata de evitar las humedades, por lo que el cambio de cualquier método debe ser frecuente. Lo ideal es que estos, al igual que la ropa interior, sean de algodón o materiales transpirables. El uso del *salvaslip* es ideal por su facilidad para poder cambiarlo a lo largo del día.

**3_**¿Si se producen casos reincidentes es aconsejable el uso de probióticos?

Cuando la flora vaginal se desequilibra da lugar a molestias e irritaciones, y en las zonas íntimas pueden desarrollarse hongos o bacterias. Los probióticos están formados por cepas de *lactobacilos* que impiden la proliferación de estos microorganismos. Además, producen sustancias antimicrobianas, por lo que se consideran útiles en la prevención de reinfecciones. Debe pautarlos el médico, aunque son de venta libre.

**4_**En los servicios públicos es frecuente ver lavarse las manos después de orinar, ¿no sería conveniente hacerlo también antes para no aportar gérmenes a nuestra propia mucosa?

Siempre que toquemos una zona íntima debemos hacerlo en condiciones de higiene extrema para evitar infecciones, por lo que lo más conveniente sería lavar las manos antes y después de orinar.

**5_**En caso de pérdidas involuntarias de orina que proporcionan humedad a la zona perivulvar, ¿qué medidas deberían tomarse?

Se deben usar compresas de algodón y hacer cambios frecuentes.

**6_**¿Los leggins y el tanga perjudican médicamente a la zona genital?

Pueden usarse sin problemas, aunque en personas con infecciones vaginales frecuentes se aconseja vestir holgado y con ropa de algodón para facilitar la transpiración, así como evitar humedades y roces que podrían agravar la irritación vulvar.

# INSOLACIÓN Y GOLPE DE CALOR

Es la consecuencia de una larga exposición al sol o tras ejercicio prolongado
e intenso en un medio caluroso.

## DEFINICIÓN

Los síntomas más habituales de la insolación son náuseas,
vómitos, visión borrosa, dolor de cabeza, fiebre, agotamiento
y sopor.

El golpe de calor no es tan frecuente, pero es mucho más
grave, ya que puede producir lesiones en el cerebro,
el pulmón, el riñón... y conducir a la muerte.

El cuerpo humano es capaz de mantener su propia
temperatura entre unos estrechos márgenes, a pesar de
las variaciones ambientales, valiéndose de un sistema que,
a modo de termostato, controla las funciones que producen
o eliminan calor según las necesidades del momento.

Cuando este sistema falla se produce el golpe de calor,
que se manifiesta mediante apatía, dolor de cabeza, visión
borrosa, intensa sudoración y calambres musculares. Si se
sobrepasan los 41 grados centígrados corporales, la situación
se hace muy peligrosa y puede llegar a ser mortal.

## PREDISPOSICIÓN Y CAUSAS

El golpe de calor no solo se puede producir cuando se está
al sol, aunque sí es lo más frecuente; también la falta de
renovación de aire en lugares cerrados, el aumento de
humedad ambiental, el ejercicio intenso y las comidas
copiosas acompañadas de exceso de alcohol son causas
muy habituales.

Se produce muchas veces en deportistas de fin de semana
que realizan esfuerzos intensos sin preparación y en horas de
calor. En sus momentos iniciales, el proceso es reversible tan
solo bebiendo abundante agua con algo de sal para reponer
el líquido y el sodio perdidos. También se puede producir
por hacer ejercicio en un medio caluroso, aunque no sea
extenuante, o en personas con alteraciones en su sistema
termorregulador, como son ancianos, lactantes o enfermos

crónicos. No es necesaria la exposición directa al sol, es el ambiente caldeado en exceso lo que lo produce, las llamadas *olas de calor*.

En situaciones extremas, si no se pone remedio hidratando o resguardando a la persona en la sombra y en un ambiente de aire corriente, aparecen un agotamiento extremo y alteraciones de la tensión arterial graves, por lo general al incorporarse. Esto se conoce como *síndrome de la marcha militar*, por ser muy común en soldados que se extenúan tras largas marchas bajo el sol. Se acompaña también de piel muy caliente, dolor de cabeza intenso con somnolencia y tendencia a pérdida de consciencia, así como de vértigo, pulso y respiración débiles. Pueden producirse convulsiones, coma e incluso fallecimiento.

## PREVENCIÓN Y TRATAMIENTO

Las primeras medidas que deben tomarse son llevar a la persona a un ambiente aireado, lo más fresco posible y a la sombra, desabrocharle los botones y evitar la ropa ajustada, tumbarla, aplicarle pañuelos húmedos y frescos en la frente y abanicarla, para que poco a poco vaya perdiendo el calor. Si no tiene motivos que lo impidan, por ejemplo úlcera gastroduodenal, administrar con la bebida una aspirina, que actuará como antitérmico; es una ayuda más a tener en cuenta. Con solo 15 minutos de sol diarios, y no a las horas de más intensidad, el organismo sintetiza la cantidad necesaria de vitamina D para cubrir el requerimiento de cada día.

## EL EXPERTO RESPONDE

**DR. JOSÉ LUIS ALÓS RIBERA**
*Dermatólogo*

**1_**¿El fotoprotector o filtro solar evita la insolación o golpe de calor?

No, el filtro solar solo protege de las radiaciones lumínicas que nos envía el sol. No tiene influencia sobre el calor que nos llega; por lo tanto, aunque se lleve protección solar extrema, debemos tener precaución.

**2_**¿Son más propensas las personas de piel clara a la insolación?

Las personas de piel clara siempre tienen más riesgo ante los efectos del sol; cuanto más clara sea la piel de una persona, más debe extremar sus precauciones.

**3_**¿Por qué las campañas estivales recomiendan que ancianos y niños no se expongan al sol?

Los niños y los ancianos, igual que los enfermos, están en periodos de la vida en que son más vulnerables a la radiación solar. Además de recomendar que no se expongan al sol, también se recomienda que beban mucha agua y algo muy importante: si alguna peca cambia de forma, color, tamaño, etc., debe acudirse rápidamente al dermatólogo.

**4_**¿Tomar medicamentos puede propiciar la insolación?

Sí, muchos medicamentos pueden aumentar el efecto del sol o disminuir la protección natural del organismo. Por ejemplo, una persona que está tomando un diurético está eliminando líquido a través de la orina, por lo que es más propenso a la deshidratación.

**5_**¿A través del cristal de una ventana son iguales los riesgos calóricos y lumínicos?

El efecto calórico no lo atenúa, incluso hay cristales que pueden aumentarlo. En cuanto a los rayos lumínicos, los cristales de coche, hogar, etc., dejan pasar los de tipo A, de modo que es posible adquirir cierto bronceado a través del cristal. Los de tipo B, los más perjudiciales, se atenúan mucho al atravesar cristales.

**6_**No se recomienda la playa a niños y ancianos, ¿por qué?

No se recomienda durante las horas de máxima intensidad solar. Aunque se apliquen fotoprotectores, el ambiente excesivamente caldeado de las playas en verano para organismos tiernos, como el de los niños, o débiles, como el de los ancianos, no es el adecuado. Es preferible estar en sitios sombreados y con ventilación suficiente.

# INSOMNIO

Dificultad o imposibilidad para dormirse o mantenerse dormido durante la noche.

## DEFINICIÓN

El insomnio afecta a un 10 % de la población española, sobre todo de la tercera edad y de sexo femenino. No todas las personas necesitan dormir las mismas horas; los recién nacidos y lactantes pueden dormir alrededor de 20 o 22 horas, tiempo que disminuye poco a poco a medida que van creciendo. Los ancianos duermen poco y superficialmente durante la noche y es habitual que hagan pequeñas siestas compensatorias durante el día.

Según el momento de la noche en que aparece, podemos diferenciar tres tipos: el insomnio inicial, cuando no se puede conciliar el sueño a la hora de acostarse; el insomnio medio, en el que se inicia el sueño, pero a medianoche hay interrupciones, con intervalos de sueño e intervalos en los que es imposible conciliarlo; y el insomnio final, el que aparece una o dos horas antes de cuando se tenía previsto levantarse.

## PREDISPOSICIÓN Y CAUSAS

Las causas pueden ser múltiples y variadas, desde cualquier dolor orgánico de cierta intensidad a alteraciones psíquicas de diversos orígenes, incluso fármacos de consumo tan habitual como antitusígenos, estatinas o antidepresivos, por citar solo algunos, y sin olvidar las sustancias que forman parte del día a día de muchas personas como son el café, el té, el tabaco y el alcohol.

Aunque las causas son muy variadas, la sintomatología es muy simple: dificultad para conciliar o mantener el sueño que causa cansancio, irritabilidad y alteraciones del rendimiento durante el día. En algunas ocasiones no hay interrupción del sueño, pero al despertar se encuentran con que su descanso no ha sido nada reparador.

## PREVENCIÓN Y TRATAMIENTO

Ante los problemas para dormir no se debe recurrir a medicaciones sin justificación ni control médico. En primer lugar, deben adoptarse una serie de medidas como son evitar tomar café o té a partir de la hora de comer, el alcohol cuatro horas antes de acostarse y las cenas muy abundantes. Del mismo modo, no está indicado realizar ejercicio físico antes de ir a dormir ni ver películas de acción o terror ni tampoco leer en la cama. Si la modificación de conductas o estilo de vida no revierte en un sueño reparador, deberá acudirse al médico para que evalúe la naturaleza del trastorno y actúe en consecuencia.

Conocemos con el nombre de *síndrome de los husos horarios* o *jet lag* al desequilibrio, producido al viajar de este a oeste o viceversa en avión, entre el *reloj interno* que nos dicta los momentos de sueño y vigilia y el horario que tiene el lugar geográfico donde nos hallamos. Prevalece nuestro reloj biológico, que nos hace tener sueño durante el día y no durante la noche. Poco a poco ambos van sincronizándose hasta que se logra de nuevo dormir de noche. Mientras eso no se produce, la persona padece fatiga, apatía y cierta irritabilidad, que no requiere más que un poco de paciencia.

# EL EXPERTO RESPONDE

**DR. JOSEP ANTONI RAMOS QUIROGA**
*Psiquiatra*

**1_**¿Es perjudicial dormirse con auriculares puestos por la noche y escuchar música o programas de radio?

Para las personas que padecen insomnio cualquier estímulo de este tipo puede agravar aún más los problemas de sueño. En general, debe asociarse el hecho de ir a la cama con el descanso y no con actividades, ya que estas agravarán el problema.

**2_**¿Es cierto que no todo el mundo necesita dormir las mismas horas?

Es cierto que unas personas pueden soportar mejor que otras la disminución de horas de sueño en su actividad diaria, pero los estudios indican claramente que dormir menos de 7-8h al día se asocia a problemas serios de salud, como algunos tipos de cáncer, depresión u obesidad, entre otros.

**3_**¿Si se precisa medicación para el insomnio, puede que haya necesidad de mantenerla para siempre?

En general, no suelen ser tratamientos crónicos. Los tratamientos con medicamentos son de gran ayuda para reconducir el sueño y poder establecer hábitos de higiene del sueño correctos, pero dependerá de las causas.

**4_**Los terrores nocturnos en los niños pueden llegar a provocar dificultades para dormir. ¿Qué deben saber los padres?

Los terrores nocturnos son una de las causas de insomnio en niños e incluso pueden llegar a afectar a la calidad del sueño de los padres. Son episodios de despertar brusco que suelen suceder en la primera parte del sueño. Pueden generar angustia en los padres, ya que el niño pasa de forma brusca de un estado de sueño profundo a incorporarse de la cama con gritos y una cierta agitación. A pesar de todo ello, el niño no está despierto por completo. Puede haber diferentes causas, desde factores genéticos, madurativos y ansiedad diurna hasta consumo de sustancias. El tratamiento psicológico conductual puede ser una gran ayuda para mejorar este problema.

**5_**¿Cuánto tiempo puede permanecer una persona sin dormir?

Los estudios parecen indicar que no dormir de forma prolongada genera alteraciones significativas en el funcionamiento cardiaco y los ritmos del cortisol, así como alteraciones de la inmunidad y un estado de irritabilidad que puede llegar a producir síntomas de pérdida de la noción de realidad, con alucinaciones o paranoias.

# INTOLERANCIAS ALIMENTARIAS

Respuesta desfavorable producida tras la ingesta de algún alimento en determinadas personas.

DEFINICIÓN

La dificultad o incapacidad del sistema digestivo para transformar y aprovechar los alimentos provoca alteraciones que pueden manifestarse en diversos sistemas u órganos.

Tres son las principales intolerancias alimentarias: la asociada a los productos lácteos; a los alimentos que contienen gluten, también llamada *celiaquía*; y la histaminosis alimentaria.

Los trastornos más frecuentes son los intestinales: diarreas, vómitos, sensación de plenitud gástrica, gases o reflujo. Los siguen en frecuencia las manifestaciones cutáneas, por lo general en forma de ronchas o picores.

Algunas personas manifiestan la intolerancia con disminución de peso, aunque también puede aparecer aumento; son personas que a pesar de llevar dietas estrictas y controladas no logran un peso adecuado a su talla. En ocasiones, es el único síntoma de la intolerancia.

PREDISPOSICIÓN Y CAUSAS

La intolerancia alimentaria puede aparecer tras el nacimiento o adquirirse en algún momento de la vida. Pueden causarla muchos alimentos, aunque los más frecuentes son la lactosa y el gluten. En el caso de la lactosa, se produce cuando el organismo no tiene suficiente cantidad de lactasa, enzima que ayuda a la digestión de la lactosa. Las consecuencias son diarreas, flatulencias y malestar digestivo. El gluten es una proteína que se encuentra en algunos cereales, como el trigo, la avena, el centeno y la cebada. Su intolerancia produce náuseas, vómitos, diarreas, pérdida de peso o retraso del crecimiento en el caso de los bebés. Esta intolerancia se conoce con el nombre de *celiaquía*, enfermedad que padece el 1 % de la población.

En el caso de la histaminosis alimentaria, hay una alteración de la absorción de determinadas proteínas de ciertos alimentos que provoca un aumento de histamina corporal, lo que da lugar a una magnitud de manifestaciones que hasta hace poco no se podían relacionar con nada. Se trata de dolores de cabeza, cansancio, sequedad de boca u ocular, múltiples alteraciones digestivas, musculares o vasculares, e incluso problemas de infertilidad o abortos repetitivos sin causas aparentes.

**PREVENCIÓN Y TRATAMIENTO**

Una vez detectada y diagnosticada la intolerancia alimentaria, se deben evitar los alimentos que contengan las sustancias que la producen. No siempre es fácil, porque en ocasiones están presentes en muchos alimentos básicos de consumo frecuente y necesario.

Como primera medida, es importante corregir el síntoma que produce. Por ejemplo, si se manifiesta con vómitos, se corregirá con una dieta adecuada y un medicamento antiemético, mientras que se recurrirá a analgésicos si se trata de dolor de cabeza o a antihistamínicos si hay ronchas o picores. Lo más adecuado es ponerse en manos de un nutricionista que, ante cualquier problema alimentario, pueda confeccionar una dieta que aporte todo lo que el organismo precisa y al mismo tiempo excluya lo que le perjudica.

**DRA. SUSANA GÁLVEZ COMAS**
*Médico nutricionista*

**1_**¿Es lo mismo alergia alimentaria que intolerancia alimentaria?

No es lo mismo. La alergia es una reacción aguda que aparece en algunas personas tras ingerir un determinado alimento. Puede llegar a ser grave y, en ocasiones, requerir tratamiento médico de urgencia. La intolerancia suele aparecer unos días más tarde de ingerir el alimento causante, no produciendo alteraciones tan graves, aunque sí que pueden ser de mayor duración.

**2_**¿Cuáles son los alimentos que con más frecuencia dan intolerancias y alergias?

Las alergias las causan con frecuencia los frutos secos, los huevos y algunos pescados. Las intolerancias suelen deberse más a menudo a los productos lácteos, al trigo y al huevo.

**3_**¿Qué pruebas diagnósticas se suelen hacer?

El diagnóstico de intolerancias a alimentos se realiza mediante un análisis de sangre *in test* llamado *de liberación de histamina*. En el caso de las alergias, se pueden determinar en análisis de sangre la presencia de anticuerpos frente a determinada sustancia o mediante el llamado *prick test*, que consiste en depositar una pequeña gota de extracto de la sustancia que se quiere investigar sobre la piel del antebrazo. Con una pequeña lanceta se atraviesa la gotita haciendo una pequeña incisión en la piel, sin necesidad de producir herida ni sangre. Transcurridos treinta minutos, se puede ver la respuesta que ha dado el organismo y calibrar si ha habido reacción o no.

**4_¿La leche es necesaria en adultos o no?**

No es imprescindible en adultos. A través del brócoli, las legumbres y las almendras se puede obtener el calcio que aporta la leche.

**5_¿El pan es un alimento imprescindible?**

No, pero es aconsejable que sea de masa madre (pan fermentado de larga duración), de harinas a poder ser ecológicas y sin aditivos químicos, para facilitarle al organismo su digestión.

**6_¿Cuáles son los últimos avances?**

En la actualidad, se está trabajando en aclarar si algunas enfermedades autoinmunes pueden tener un origen alimentario.

# LUMBAGO

Dolor intenso que se localiza en la zona baja de la espalda, a la altura de los riñones.

## DEFINICIÓN

Es uno de los problemas más consultados en atención primaria. El 80 % de la población lo sufre al menos una vez en la vida por causas muy variadas. El dolor que se produce suele ser de aparición brusca, similar a un fuerte y profundo pinchazo en la zona baja de la espalda (zona lumbar).

La persona suele quedar inmóvil, pues al realizar el más mínimo movimiento, como toser, sentarse o levantarse, se acentúa tanto el dolor que hace totalmente imposible la movilidad. Este se calma con el reposo, aunque no llega a desaparecer.

Suele ser el único síntoma, aunque en ocasiones, debido a su intensidad, se producen también náuseas, vómitos y mareos. La lumbociática es un dolor intenso que también se origina en la zona lumbar, pero se irradia por el nervio ciático a lo largo del glúteo, el muslo, la pierna y, a veces, puede llegar al pie.

## PREDISPOSICIÓN Y CAUSAS

Entre las causas más destacadas están el esfuerzo excesivo al levantar pesos, hacer giros bruscos del tórax, contracturas o desgarros musculares, hernias discales o, simplemente, el desgaste de las vértebras lumbares como consecuencia del envejecimiento.

La evolución del proceso está condicionada por su origen; si se debe a un esfuerzo no suele durar más de dos o tres días, pero si la causa es una hernia discal puede llegar a durar de uno a tres meses, haciendo necesario el tratamiento médico e incluso quirúrgico.

Algunos factores de riesgo son la obesidad y el sobrepeso, los trabajos que requieren esfuerzos físicos intensos o continuados y los deportes bruscos, aunque también lo es el sedentarismo. Las personas que han sufrido un ataque tienen un 50 % de probabilidades de que vuelva a repetirse, aunque no de inmediato. Por lo tanto, deben tener en cuenta los factores de riesgo y corregirlos. También es aconsejable que reciban sesiones de fisioterapia, acupuntura o practiquen ejercicios o deportes que fortalecen la musculatura dorsal, como por ejemplo la natación.

**PREVENCIÓN Y TRATAMIENTO**

Ante un ataque de dolor lumbar es muy importante iniciar lo antes posible el tratamiento, que consistirá en la aplicación local de calor en la zona lumbar y reposo. El paracetamol, en una dosis inicial de 1 gr por vía oral cada 6 u 8 horas dependiendo de la intensidad del dolor, suele ser suficiente. Si no fuera así, el ibuprofeno es el medicamento indicado en una dosis de 600 mg cada 6 u 8 horas, dependiendo también de la intensidad del dolor. Si los síntomas no ceden, es necesaria la ayuda médica, que generalmente consistirá en antiinflamatorios más potentes, relajantes musculares o corticoides por vía oral, intramuscular o infiltrados en el lugar donde está el dolor o donde se supone que se origina.

El reposo es una medida controvertida; antes se recomendaba reposo total, hoy en día reposo relativo en cama el primer y segundo día si el dolor es muy invalidante. La recuperación de las funciones normales será más temprana cuanto menos tiempo se esté inactivo.

El uso de espráis y pomadas antiinflamatorias o analgésicos sobre la zona dolorida también está muy cuestionado, pues difícilmente su acción llega hasta el origen del dolor y en muchas ocasiones llevan componentes que producen irritación o alergias en el lugar de aplicación.

## EL EXPERTO RESPONDE

### DR. EDUARD NORBERTO BAYONA
*Cirujano ortopédico y traumatólogo*

**1_¿Se pueden prevenir las lumbalgias si se sufren con frecuencia?**

Si sufrimos episodios frecuentes de lumbalgia sin que existan lesiones destacables que puedan justificarlos, la mejor prevención es potenciar la musculatura de la cintura mediante ejercicios físicos que el traumatólogo recomiende. Si, por el contrario, hay lesión que los provoque, debe tratarse o como mínimo deberemos adaptar nuestra actividad a la situación.

**2_¿Las mochilas escolares cargadas dan problemas a la larga?**

En principio no deben ser un problema, siempre que su peso no sea exagerado. Deben llevarse correctamente, repartiendo en peso entre los dos hombros.

**3_¿Qué tipo de calzado es bueno para la espalda?**

El calzado ideal es igual para hombres y para mujeres. Debe ser calzado bajo, con 1 o 1,5 cm de tacón, para descargar el talón de Aquiles. Los zapatos de tacón alto no están indicados para nadie, no solo por la espalda, sino también y sobre todo por los pies.

**4_¿Qué se recomienda, colchón duro o blando? ¿Y el de agua?**

Debe ser preferentemente duro, pero con capacidad de adaptación a nuestras formas. En el caso de personas con enfermedades reumáticas estaría indicado un tipo de colchón más blando.

**5_**¿Qué deporte es más beneficioso para la espalda? ¿Cuál puede perjudicarla?

Los que benefician a la espalda o la protegen son los de carga simétrica, por ejemplo la natación. Los deportes con impacto y los asimétricos son más perjudiciales o por lo menos precisan una preparación física que compense esos impactos y asimetrías.

**6_**¿La cirugía puede ser beneficiosa para el lumbago?

La cirugía debe ser una opción muy restringida e indicada solo para procesos muy específicos, como hernias discales. El mejor tratamiento suele ser la rehabilitación y la fisioterapia, complementada en ocasiones con la ayuda de la clínica del dolor, que son unidades en las que trabajan varios profesionales sanitarios con el único fin de tratar el dolor. Cuentan con traumatólogos, reumatólogos, fisioterapeutas, psicólogos y médicos de atención primaria, entre otros.

# MICOSIS

Infecciones superficiales producidas por hongos que afectan a la piel, al pelo y a las uñas.

## DEFINICIÓN

Estas infecciones se denominan *dermatomicosis* o *micosis superficiales* y son las más frecuentes. Cuando afectan a órganos o sistemas internos se denominan *micosis profundas* y revisten más gravedad, pero son excepcionales en países industrializados.

Existen numerosas especies de hongos, más de cien mil, que abundan en todos aquellos lugares donde hay calor y humedad, aunque por suerte solo una pequeña cantidad de estos puede afectar a las personas.

## PREDISPOSICIÓN Y CAUSAS

Si la parte afectada es el cuero cabelludo, producen zonas de caída del cabello, con supuración e inflamación. Si tiramos suavemente del pelo, podemos arrancarlo como si estuviera suelto y, si no se administra un tratamiento precoz, la pérdida puede ser permanente.

Cuando la zona afectada es la cara, el tronco o las extremidades, suele iniciarse como una pequeña lesión rojiza que, poco a poco, va creciendo y extendiéndose hacia fuera, formando anillos rojizos.

Si afecta a los pliegues, como las axilas, debajo de los pechos, las ingles o entre los dedos (pie de atleta), lo característico suele ser una grieta sobre fondo rojizo húmedo y con picor. Además del tratamiento médico, requiere que se eliminen las condiciones de humedad de las zonas de pliegues.

Las uñas afectadas por hongos, onicomicosis, representan el 30 % de las enfermedades de las uñas, suelen ser blanquecinas o amarillentas y engrosadas y el borde de la uña suele despegarse. Son muy frecuentes en personas que están en contacto con agua muchas horas al día, como camareros, enfermeras, cocineros, etc.

Se contagia entre personas, y también los animales de pelo como conejos, perros, gatos, hámsteres y caballos pueden transmitírsela a personas.

**PREVENCIÓN Y TRATAMIENTO**

Hay una serie de situaciones que predisponen a padecer micosis; por ejemplo, la sudoración, la obesidad, la diabetes, tratamientos con antibióticos o corticoides, etc.

Los tratamientos de los que disponemos son muy efectivos, pero requieren su tiempo para lograr la curación; por ejemplo, la localización ungueal de un hongo precisa como mínimo seis meses de tratamiento; para las otras localizaciones, en general, solo con tratamientos locales con cremas o espráis suele ser suficiente.

# EL EXPERTO RESPONDE

**DR. JAIME NASARRE CALVO**
*Dermatólogo*

**1**_Además del buen ojo clínico y su experiencia, ¿el dermatólogo cuenta con algún otro método diagnóstico?

Los métodos diagnósticos utilizados para las micosis cutáneas son la microscopía y el cultivo de las muestras para demostrar y calificar al hongo patógeno.

**2**_Algunos llaman herpes circinados a la micosis, ¿tiene algo que ver con el virus del herpes?

Los dermatólogos llamamos *herpes circinado* a un tipo de micosis cutánea porque en su desarrollo pueden aparecer vesículas como en el herpes y porque crece en círculos o anillos.

**3**_Las tiñas, tan temidas años atrás, son también micosis, pero ¿qué es una tiña incógnita?

Es una infección por hongos normalmente subdiagnosticada por alteración de su aspecto clínico debido al uso de corticoides o cremas que alteran la inmunidad cutánea. Se desarrollan *de incógnito*, porque su morfología es de cualquier clase excepto la típica circular.

**4_**¿Es necesario tirar o esterilizar la ropas del afectado?

No, solo hay que lavarlas en agua caliente y secarlas bien para impedir el desarrollo del hongo.

**5_**Si se detecta una micosis en una mascota, ¿debemos tomar medidas especiales?

Sí, habría que tratar a la mascota y evitar el contacto con las personas que conviven con ella hasta que esté curada.

**6_**Popularmente se dice que los hongos no tienen cura, ¿a qué se debe?

Algunas personas, cuando ven mejoría clínica, abandonan los tratamientos, quedando así la enfermedad enmascarada. Con el tiempo, el calor y la humedad, el hongo rebrota, pero no es por ineficacia del medicamento.

# OTITIS

Inflamación o infección del aparato auditivo.

### DEFINICIÓN

Según cuál sea la zona afectada por una infección o una inflamación, hablaremos de otitis externa u otitis media.

La otitis externa es una infección de la parte más externa del conducto auditivo, que comprende el pabellón auditivo (comúnmente llamado *oreja*) y el tímpano. La otitis media se produce a partir del oído externo (desde el tímpano hasta la ventana oval) y en el último tramo más interno, llamado *oído interno*, que llega desde la ventana oval hasta el nervio auditivo. El sonido recogido por la oreja se transmite a través de los tres tramos para llegar al cerebro, donde se interpreta el sonido.

### PREDISPOSICIÓN Y CAUSAS

La parte más indefensa frente a las inflamaciones e infecciones es el oído externo, por su proximidad con el medioambiente. La otitis externa se conoce también como *otitis del nadador*, por la frecuencia con la que se presenta en las personas que practican natación con asiduidad. La humedad y acumulación de cera dentro del oído son factores predisponentes. Generalmente solo produce picor y un ligero dolor que aumenta al tocar o presionar el oído. En ocasiones se vierte hacia el exterior un exudado purulento y maloliente.

La otitis media es la que se localiza en el oído medio; este comunica, por medio de las trompas de Eustaquio, con la parte posterior de la garganta para facilitar el drenaje del oído. Es muy frecuente en niños, pues sus trompas son muy cortas, más horizontales que en el adulto y más estrechas, lo cual favorece su obstrucción y la consiguiente inflamación o infección cuando padecen un resfriado o infecciones respiratorias, tan frecuentes en invierno. Los procesos alérgicos (polen, gramíneas, etc.) o irritativos (contaminación, humo de tabaco, etc.) son también factores predisponentes en niños. El 95 % de los niños llegan a los ocho años habiendo padecido al menos un episodio de otitis media, y el 40 % ha padecido por lo menos cinco episodios. Los síntomas que produce son: un intenso dolor, sobre todo por la noche, que se exacerba al tocar el oído, al comer y al llorar. No siempre hay fiebre, pero en ocasiones, de haberla, puede llegar a ser muy elevada.

## PREVENCIÓN Y TRATAMIENTO

Ambas infecciones, la interna y la media, responden bien a los tratamientos con antibióticos y antiinflamatorios, ya que ambos limitan la duración de la infección y disminuyen en número y gravedad las posibles complicaciones. En lactantes y niños, dada su extremada frecuencia, conviene secar bien los oídos después de baños, duchas, playas y piscinas, y acudir al médico con periodicidad para que limpie el conducto auditivo de cera o de partículas que pueden favorecer las infecciones. En niños menores de tres años, en el caso de que la fiebre sea muy alta con malestar general y llantos continuos, si no hay mejoría con tratamiento a las 48 horas debe acudirse al especialista para que, mediante las pruebas específicas, localice el foco de la infección y su alcance, y controle el tratamiento.

# EL EXPERTO RESPONDE

**DR. CARLES DURAN I CULAT**
*Otorrinolaringólogo*

**1_**¿Son aconsejables tapones para nadar?

Sí para personas que hayan padecido enfermedades del oído o que sean propensas a producir mucha cera.

**2_**¿Qué características deben reunir los tapones?

Deben ser blandos y adaptables a la forma del oído externo, por ejemplo de goma o silicona. A aquellas personas con problemas frecuentes de oído se les recomienda hacerlos a medida en una ortopedia.

**3_**¿El cerumen o cera de los oídos debe eliminarse o es mejor dejarlo?

Debe eliminarse cuando la hay en exceso. El otorrino lo hace mediante lavados y con una jeringa de uso especial. Deben evitarse los hisopos (algodones), porque a veces introducen la cera más todavía.

**4_**¿Cuál es la primera medida que debemos tomar antes de ir al médico por un dolor de oídos?

Analgésicos de venta libre en farmacia. El dolor de oídos siempre es una urgencia, pues puede llegar a ser muy intenso. Si no cede con analgésico suave, debe acudirse al médico para que haga un diagnóstico y proporcione el tratamiento adecuado. Si hay infección, se recetan antibióticos por vía oral o en gotas aplicadas directamente en el oído. En muchas ocasiones hay que descongestionar la nariz, pues de ahí puede partir una otitis.

**5_¿Qué es el barotrauma?**

El oído medio comunica a través de la trompa de Eustaquio con la parte superior de la garganta y la posterior de las fosas nasales, manteniendo la presión del oído medio igual que la del exterior. Cuando se obstruye la trompa, hay una diferencia de presiones. Se llama *barotrauma* y suele manifestarse principalmente con disminución de la audición, sensación de taponamiento de oídos y audición como de un chorro de vapor. Se produce por cambios de presión exterior, por ejemplo en alturas no habituales como montañas o viajes en avión, pero también practicando submarinismo. Los resfriados que cursan con abundantes mucosidades también pueden obstruir la trompa.

**6_¿Hay alguna maniobra para desobstruir la trompa de Eustaquio?**

Hay varias maniobras, las más efectivas son mascar chicle, bostezar, beber a pequeños tragos y, con la nariz pinzada con los dedos y la boca cerrada, intentar expulsar aire por la nariz.

# PARÁSITOS INTESTINALES

Los parásitos intestinales son pequeños organismos que viven en el intestino, sobre todo en el de los niños, y que causan molestias, principalmente digestivas.

## DEFINICIÓN

Datos de la OMS (Organización Mundial de la Salud) aseguran que mil quinientos millones de personas en todo el mundo pueden estar padeciendo en este momento algún tipo de parasitación intestinal. Los principales parásitos que afectan al tubo digestivo en nuestro país son tres: oxiuros, áscaris y tenias.

Los oxiuros son pequeños gusanos de 1 cm (las hembras) y 3 mm (los machos), que viven en el tramo final del tubo digestivo causando un intenso picor del ano, sobre todo por las noches, que induce al rascado.

Los áscaris son de mayor tamaño, en ocasiones alcanzan los 10 cm. Se ven en las heces, sobre todo en niños que con frecuencia presentan dolores abdominales, vómitos, diarreas y adelgazamiento.

La tenia puede llegar a medir 10 metros, vive fijada en el intestino mediante unas ventosas; no produce síntomas, pero, por el contrario, sus larvas pueden causar serios problemas en el cerebro, el hígado y los músculos si llega a ellos a través de la sangre.

## PREDISPOSICIÓN Y CAUSAS

Todos ellos viven a expensas de nutrientes intestinales del individuo, por eso todo tipo de comidas consumidas en estado crudo o sin lavar, incluida el agua no potable, pueden hacer posible una parasitación intestinal. Por regla general, los huevos de estos parásitos se eliminan a través de las heces, contaminando el agua y el medioambiente. A través de las manos sucias o alimentos contaminados, pueden volver a entrar en el organismo, donde se completan los ciclos vitales de los parásitos.

Las personas que tienen bajas las defensas naturales, como son los inmunodeprimidos por tratamientos médicos o por enfermedades varias, son más propensas a padecer parasitaciones, que suelen ser, además, más difíciles de tratar. Las reinfestaciones consecutivas son frecuentes.

## PREVENCIÓN Y TRATAMIENTO

Para evitar las parasitaciones intestinales es imprescindible lavar bien las frutas y las verduras antes de consumirlas y evitar su consumo en países donde se sospeche que no reúnen ciertas condiciones de higiene. La carne y el pescado precisan un correcto cocinado. Del mismo modo, el agua requiere atención especial, pues es un vehículo de contagio muy frecuente. Es importante no consumir alimentos ni bebidas de puestos callejeros. Las uñas de las manos deben estar cortas y limpias, y es preciso lavarse las manos siempre antes de cualquier comida, así como después de utilizar aseos públicos.

Los medicamentos contra los parásitos intestinales se llaman *vermífugos* y suelen tener una eficacia excelente en casi todos los casos, aunque se aconseja que todas las personas del entorno familiar se traten para evitar círculos de contagio.

**DR. JOSÉ M. PÉREZ FERNÁNDEZ**
*Pediatra y neonatólogo*

**1_**¿Que un niño esté flaco indica que tiene parásitos intestinales?

La persistencia de parásitos en el niño puede producir anorexia, anemia y desnutrición, por lo que ante un niño que pierde o no gana peso el pediatra debe tener presente la posible presencia de parásitos. También se debe tener en cuenta que hay niños con constituciones delgadas que no tienen por qué ser consecuencia de ninguna anomalía.

**2_**¿Las golosinas en general y el azúcar en particular favorecen su aparición?

Es una leyenda urbana el hecho de que los azúcares simples (golosinas) favorezcan su presencia. Los niños están más expuestos por sus hábitos y costumbres que por comer dulces y golosinas. Es muchísimo más importante que siempre se laven las manos antes de comer y que lleven las uñas cortas y limpias.

**3_**¿Es cierto que cuando un niño con parásitos llega a adulto estos desaparecen sin tratamiento?

No, precisan tratamiento para erradicarlos y, además, es importante tratar a su círculo familiar al mismo tiempo para evitar recontagios.

**4_**¿Comer cada día un diente de ajo los elimina?

A falta de los efectivos vermífugos de los que hoy disponemos, nuestros antepasados utilizaban los ajos con este fin. No tiene rigor científico ni tampoco utilidad. También se utilizaban antiguamente como antiparasitario el pomelo o la artemisa.

**5_**¿Es cierto que producen más picor las noches de luna llena?

Hay muchas leyendas ancestrales a este respecto. Por poner un ejemplo, cuentan que ciertas tribus antiguas creían que si los parásitos intestinales se trataban con hierbas en las noches de luna llena, les provocaba una situación de locura que les hacía buscar pareja urgentísimamente para reproducirse, lo que producía aumento de los picores anales e intensos dolores abdominales.

**6_**En ocasiones, tras un análisis de heces negativo frente a parásitos, el médico lo trata como si fuera positivo, ¿por qué?

En caso de encontrar parásitos, el informe del laboratorio indica qué clase de parásitos son; en caso de no encontrarlos, notifica que no se han hallado ni parásitos ni huevos, pero esto solo indica que no los han hallado, no que estos no existan. Basándose en los síntomas, el médico, en ocasiones, los trata.

# PIOJOS

La infestación por piojos se conoce con el nombre de pediculosis.

## DEFINICIÓN

Durante muchos años, tener piojos se ha relacionado con la suciedad y el desaliño; hoy se sabe que no es así, por lo cual no debe ser ninguna vergüenza padecer esta frecuente parasitación que afecta principalmente a los niños entre 6 y 10 años.

Los piojos, definidos científicamente como *Pediculus capitis*, son unos insectos visibles a simple vista, aunque es difícil localizarlos en el cuero cabelludo. Incluso el dermatólogo a veces solo es capaz de detectar sus pequeños huevos, llamados *liendres*. Hay otras dos variedades más de piojo: uno es el *Pediculus corporis*, que afecta al cuerpo, principalmente de los adultos, y otro es el *Pediculus pubis* (más conocido como *ladilla*), que suele vivir en el pubis de los adultos y que, debido a su transmisión de persona a persona, puede considerarse una infección de transmisión sexual.

También se pueden detectar las lesiones irritativas que se producen en la piel cuando el parásito pica para poder extraer sangre con la que alimentarse.

## PREDISPOSICIÓN Y CAUSAS

Esta reacción local irritativa produce picor, que es el síntoma que caracteriza la infestación por piojos. Suele ser muy intenso detrás de las orejas y en la zona pilosa de la nuca. La reacción de la persona parasitada es rascar la zona afectada, con lo que se producen erosiones, heridas e incluso pueden inflamarse los ganglios del cuello.

Las hembras ponen cada día alrededor de diez huevos, que fijan en los cabellos mediante una sustancia pegajosa e insoluble en agua que los mantiene adheridos hasta que sale el pequeño piojo, presto a crecer y a reproducirse.

La suciedad ambiental, así como la del cabello, es un factor predisponente a su padecimiento; por eso, al viajar a países de condiciones higiénicas deficientes, conviene redoblar las precauciones. Asimismo, el hacinamiento es un factor favorecedor, aunque cada vez menos. Sí son frecuentes en los colegios, por el contacto de los niños al jugar.

Ninguna de las tres variedades se transmite por los peines, aunque conviene lavar a fondo objetos personales del afectado como gorros, cepillos, diademas, peluches, ropa de cama y similares. Los tres tipos pueden transmitirse a través de la ropa de personas afectadas.

**PREVENCIÓN Y TRATAMIENTO**

La única y mejor prevención es mantener una higiene del cabello y del entorno adecuadas. Un remedio muy eficaz para erradicarlos consiste en aplicar vinagre disuelto en agua en el cuero cabelludo para, seguidamente, cubrir la cabeza con un gorro de ducha durante media hora. Durante este tiempo, el agua con vinagre disuelve el moco que fija las liendres a los tallos del cabello, desprendiéndolo o dejándolo sin sujeción. A continuación, se lava con un champú que contenga permetrina, mejor sin añadir agua, y una vez que estén todo el cuero cabelludo y los cabellos impregnados del champú, se añade agua hasta que espume. Después, puede procederse al aclarado, que debe ser minucioso. Se evitará el secado con secador, ya que el calor puede inactivar el efecto del champú. Una vez seco, el cabello se peinará con un peine de púas estrechas para facilitar el desprendimiento y la eliminación de las liendres. Es muy recomendable repetirlo al día siguiente. Todas las personas convivientes deberían hacer el tratamiento.

Cuando se detectan casos en el colegio, deben ponerse en marcha unas medidas preventivas que consisten en llevar las manos siempre bien limpias y las uñas cortas. Conviene que el pelo sea corto y no intercambiar gorros ni ropas con ningún compañero. Una vez a la semana deberá lavarse el cabello con un champú antiparasitario y cada dos o tres días inspeccionar el cabello en busca de liendres.

## EL EXPERTO RESPONDE

**DRA. CARME MARQUES GASPAR**
*Supervisora médica*

**1_**¿Las liendres son contagiosas o solo el animal adulto?

Las liendres no son contagiosas, ya que, si se desprenden del pelo, no tienen forma de trepar a la cabeza. Deben permanecer a una determinada distancia de la raíz del pelo para obtener calor y humedad y así poder madurar y sobrevivir; de la liendre nace un piojo pequeño.

**2_**¿Solo se contagian si el cabello está sucio?

El contagio no tiene relación con la suciedad del cabello; los piojos no pueden volar, por lo que el contagio tiene que ser directo al compartir ropa u objetos contaminantes como cintas para el cabello, utilizar el mismo cepillo, almohada, cama, sombrero... Aunque los piojos pueden resistir 5 minutos en el agua, el contagio se produce por compartir gorros de baño o toallas, no por sumergirnos en la piscina.

**3_**¿Lo padecen igual niños y niñas?

Tienden a padecerlos más las niñas, no por una mayor susceptibilidad ni por un largo mayor del cabello, aunque esto facilita el contacto con el de otras niñas; una buena medida para evitarlo es llevarlo recogido. En sus juegos, las niñas tienen más tendencia a juntar las cabezas, compartir pasadores, horquillas... También en su caso el tratamiento es más difícil de aplicar.

**4_¿El picor que producen es porque los piojos adultos están mordiendo la piel?**

El picor es el síntoma más común de la presencia de piojos. Se produce como respuesta a una toxina contenida en la saliva que los piojos inyectan en la piel antes de succionar la sangre de la que se alimentan, lo que produce una reacción local irritativa que nos provoca picor y que, al rascarla como respuesta, puede generar erosiones o heridas en la zona.

**5_¿Es posible que sea tan difícil erradicarlos porque se ha abusado de tratamientos y se han hecho resistentes?**

La infestación por piojos constituye una plaga a nivel mundial, lo que dificulta su erradicación. Durante los últimos veinte años, los piojos han desarrollado resistencia a casi toda la farmacoterapia de primera línea. El mal uso de los productos para combatirlos ha producido cambios genéticos en estos parásitos que los han hecho resistentes a muchos productos (pediculicidas).

# QUEMADURAS

Lesiones de la piel o de las mucosas debidas a agentes térmicos, químicos o eléctricos.

DEFINICIÓN

Más del 60 % de las quemaduras que se atienden en los centros sanitarios tienen lugar en el hogar. Para evitar complicaciones es necesario actuar de manera inmediata.

Se agrupan en cuatro tipos. Las de primer grado son quemaduras superficiales, con dolor leve o escozor y enrojecimiento de la piel. Las de segundo grado comportan la aparición de ampollas y cierta inflamación, además de dolor intenso. Las de tercer grado son las que afectan y destruyen las tres capas de la piel, epidermis, dermis y tejido celular subcutáneo; no son muy dolorosas, pero al curar, con mucha probabilidad, dejarán cicatrices permanentes. Las de cuarto grado, que profundizan hasta el músculo, no suelen producir dolor, pero la zona quemada adquiere la consistencia y el aspecto del cuero y pierde la sensibilidad al tacto, se producen escaras y, en muchos casos, requieren injertos, porque su curación puede tardar meses e incluso años, y dejar deformes cicatrices retraídas que limitan los movimientos.

PREDISPOSICIÓN
Y CAUSAS

Su gravedad depende de varios factores. Uno de ellos es la extensión que alcanza en el organismo: cuando afecta a más del 30 % del cuerpo, puede existir incluso riesgo de muerte (como orientación, se puede decir que la palma de la mano equivale al 1 % del cuerpo). Un segundo factor es su ubicación; lógicamente, revestirá más gravedad una quemadura que afecte al ojo que otra de igual extensión en el brazo. Otro factor para valorar es la edad del afectado; si se produce en un niño, su gravedad es superior a la de un adulto en igualdad de superficie quemada. De igual modo, ciertos estados como la diabetes, carencias nutricionales, embarazo, etc.... también ensombrecen el pronóstico. El factor final, de suma importancia, es la profundidad de la quemadura.

## PREVENCIÓN Y TRATAMIENTO

Cuando se produce un accidente por quemadura es preciso mantener la serenidad y actuar con rapidez. En primer lugar, debe sumergirse la zona quemada en agua fría durante 2 o 3 minutos; el dolor disminuirá. A continuación, debe limpiarse la zona con agua y jabón. La ropa pegada a la quemadura no debe arrancarse. Si la quemadura no es profunda, basta con aplicar una crema de sulfadiazina argéntica y proteger con una venda o gasa, o, en su defecto, un trozo de ropa limpia. En el caso de que apareciera alguna ampolla, con la piel perfectamente limpia y lavada, conviene puncionarla para extraer su contenido. Después, la aplicación de un antiséptico, tipo povidona yodada (yodo), evitará el riesgo de infección. La cura debe repetirse dos veces al día. Se debe evitar darle al afectado bebidas alcohólicas, café o té para intentar reanimarle. En cambio, sí conviene procurar que beba agua en pocas cantidades, pero con continuidad.

**DR. PABLO JUBERÍAS**
*Dermatólogo*

**1_**¿En caso de quemadura es correcto aplicar pasta de dientes?

La aplicación de pasta de dientes, aunque muy extendida popularmente, se debe evitar en todos los casos. En un principio quizá calme el dolor, ya que muchos dentífricos son mentolados, pero puede dejar restos inertes en la quemadura que, además de ser difíciles de retirar, pueden aumentar el riesgo de infecciones posteriores.

**2_**¿Orinar en una quemadura evita que salgan ampollas?

Como el anterior, es un falso mito. En ningún caso la orina va a evitar que se produzcan ampollas. La ampolla se produce por la profundidad de la quemadura; si esta afecta a la dermis, aparecerá una ampolla, y la orina no va a evitarla. Además, es necesaria la asepsia, y la orina, que proviene del tracto urinario, va a contener bacterias que pueden producir infección secundaria.

**3_**¿Es más grave una quemadura sobre un tatuaje?

No. La piel del tatuaje es igual que la piel no tatuada, por lo que el comportamiento, la evolución y el pronóstico de las quemaduras será similar. Eso sí, según la profundidad de la quemadura, puede quedar cicatriz y un resultado antiestético por difuminado del tatuaje.

**4_¿Puede producirse un queloide sobre la cicatriz de una quemadura?**

Sí. Los queloides son una respuesta de cicatrización anómala y excesiva. La quemadura como tal es una agresión de la piel, y, si esta es de segundo grado o superior, se va a producir un proceso de cicatrización. Según la localización anatómica, la edad y la predisposición del paciente, se puede producir un queloide secundario tras la cura de la quemadura.

**5_¿Es contagioso el líquido que sale de una ampolla producida por una quemadura?**

El contenido de las ampollas es estéril. Se produce por exudación de líquido intersticial e inflamatorio. No presenta microorganismos tipo bacterias ni hongos. El único riesgo existente sería en caso de pacientes con infecciones víricas crónicas (como VIH y hepatitis víricas). En estos pacientes sí puede haber un riesgo de contagio hacia otras personas, aunque sería preciso el contacto del líquido de la ampolla sobre una herida en la piel o en la mucosa.

# RONQUIDOS Y APNEA DEL SUEÑO

Ruido bronco que se produce al respirar durante el sueño.

DEFINICIÓN

Aunque en los adultos los ronquidos sean habituales, conviene saber que en algunas ocasiones forman parte de un proceso descrito como *síndrome de apnea del sueño*.

Se suele tratar de personas obesas o con sobrepeso, de cuello corto y ancho, que durante el día padecen una intensa somnolencia que limita considerablemente su rendimiento. Suelen dormirse en los sillones cuando leen o ven la televisión. También es frecuente que sean hipertensos y padezcan dolores de cabeza matutinos y sudoración nocturna. Tienen también más tendencia a sufrir accidentes laborales o de tráfico.

Durante la noche padecen apneas —paros respiratorios— de más de diez segundos seguidos que provocan bruscos movimientos de brazos y piernas. Todo ello hace que se despierten, aunque no son conscientes de ello. En una noche pueden producirse hasta 400 apneas.

PREDISPOSICIÓN Y CAUSAS

Los ronquidos se producen por la disposición anatómica especial de estas personas, con la úvula y las amígdalas hipertrofiadas y por la obstrucción nasal, que se incrementa cuando duermen bocarriba, ya que la base de la lengua cae hacia atrás.

Todo ello hace que la noche sea interminable y nada reparadora, debido a que es un continuo ir y venir entre el sueño y la vigilia.

Hay que sospechar la presencia de la afección siempre que una persona durante el día presente una somnolencia excesiva, no justificada y que no desaparece durmiendo más horas.

## PREVENCIÓN Y TRATAMIENTO

Reducir el peso un 5 % hace disminuir considerablemente el número de apneas durante la noche, tanto es así que las personas que sufren obesidad mórbida, tras someterse a cirugía bariátrica, llegan a no padecer más apneas, con lo que consiguen sueños reparadores, tranquilos y sin ronquidos.

La postura durante el sueño también influye, ya que dormir de lado en lugar de bocarriba permite que la lengua esté en la posición adecuada y no proyectada sobre la laringe, lo cual facilita el paso del aire que se inspira y se espira durante la noche. Tampoco se seca tanto la boca durmiendo en esta posición, con lo que los ronquidos no se producen con tanta facilidad.

Un tratamiento que proporciona altas cotas de eficacia es el CPAP (Continous Positive Airway Pressure). Se trata de una mascarilla nasal que se aplica al ir a dormir. Logra una presión positiva y continua en las vías aéreas superiores, con lo que el colapso respiratorio no llega a producirse.

La cirugía reparadora de paladar, úvula, amígdalas y faringe es otra de las opciones de tratamiento, aunque al ser un método cruento debe reservarse como última opción.

# EL EXPERTO RESPONDE

**DR. JOSEP CATALÁ I BERENGUER**
*Endocrinólogo e internista*

**1_**¿Todo roncador padece apneas o no necesariamente?

No necesariamente. Alrededor de la mitad de los adultos roncan de manera regular sin que esto sea un signo de padecer apneas. Se debe consultar al médico si además de los ronquidos se siente somnolencia durante el día, falta de concentración o dolores de cabeza.

**2_**¿Tiene algún efecto no deseable el CPAP?

Sí, pero muy leves. Por ejemplo, irritación de la piel, sequedad nasal, conjuntivitis o inflamación abdominal. Todos son fácilmente solucionables si llegan a presentarse.

**3_**Si deja de funcionar durante el sueño, ¿qué puede ocurrir?

Nada en absoluto. Se continúa respirando como si no hubiera ocurrido el cese de su función.

**4_**¿Qué es el APAP?

Es la modalidad de CPAP automático. Proporciona la presión de aire mínima para mantener el flujo requerido en todo momento, evitando el comprimido de la presión fija.

**5_**¿Qué es la hipertensión pulmonar?

Es un aumento de la presión venocapilar de los pulmones, casi siempre por insuficiencia cardíaca. Se retiene líquido en el pulmón por fallo del drenaje de los vasos linfáticos.

**6_**¿Los niños pueden tener apneas?

Sí, aunque son muy infrecuentes. Si se producen es, generalmente, por un aumento excesivo de las amígdalas. En todo caso, siempre que un niño ronque debe consultarse con el médico.

**7_**¿Qué es la hipopnea?

El mismo mecanismo de la apnea, pero con paros parciales respiratorios que, de la misma forma que en la apnea, ocasionan también molestias, aunque no tan intensas.

**8_**¿Qué es el síndrome de piernas inquietas?

Durante el sueño o al final del día, se producen sensaciones desagradables y difíciles de describir que el afectado trata de evitar haciendo, voluntaria o involuntariamente, movimientos compulsivos con las piernas. Si se producen durante la noche, dificultan el sueño, con lo que durante el día son frecuentes los dolores de cabeza, la irritabilidad y la somnolencia.

# URGENCIAS OFTALMOLÓGICAS
Cualquier daño en el ojo que precise una atención inmediata.

## DEFINICIÓN

Todo proceso ocular que debe realizarse con prontitud, sobre todo por dos razones: porque el paciente sufre o porque la enfermedad puede empeorar si no se actúa, pudiendo llegar incluso a perderse la visión de forma definitiva.

Su frecuencia es elevada, pero en un 90 % de los casos se podrían haber evitado. La mitad de ellas ocurren en el domicilio, por eso es muy importante saber actuar con rapidez y certeza con vistas a la resolución de la urgencia. Las más frecuentes son los golpes, los ojos rojos, la queratitis…

## PREDISPOSICIÓN Y CAUSAS

La causa que genera más visitas oftalmológicas de urgencia es la presencia de cuerpos extraños en el ojo. Por lo general se trata de partículas de arena, tierra, polvo, fibras, serrín, etc., aunque no es raro que sea una pestaña desprendida que se introduce en el polo anterior del ojo.

Los golpes con herida o sin ella también son una consulta frecuente en urgencias por lo aparatosos y molestos que resultan; la mayoría de las veces se deben a maniobras bruscas hechas inconscientemente por el propio afectado o por otra persona.

El ojo rojo es causa de muchas visitas a urgencias, aunque por lo general no sean necesarias. Con mucha frecuencia se debe a una conjuntivitis de fácil solución o a una subida brusca de la presión arterial, que generalmente se acompañará de dolor de cabeza. Únicamente debe acudirse al oculista si aparecen un dolor brusco e intenso en el ojo y molestias muy acusadas ante la luz.

Los cáusticos como ácidos, lejía, cal, etc., sobre todo en el medio laboral, suelen requerir atención inmediata cuando contactan con el ojo. Igualmente, la exposición intensa a focos luminosos (como en el caso de soldadores o fotógrafos) o incluso al sol (campesinos, marineros o esquiadores) requiere, en muchas ocasiones, acudir al oftalmólogo de urgencia.

## PREVENCIÓN Y TRATAMIENTO

En el medio laboral están perfectamente establecidas las medidas necesarias para evitar los riesgos y, con ello, los accidentes. Siempre que pueda haber impacto de partículas externas, salpicaduras de líquidos o incluso radiaciones lumínicas o calóricas de todo tipo, se usarán gafas con monturas especiales, que incluyen, en ocasiones, pantalla protectora facial.

Ante la presencia de una partícula en el ojo y con las manos limpias, debemos abrir el ojo con los dedos y hacer movimientos en todas las direcciones. Si se localiza, con una jeringa cargada de suero fisiológico estéril o agua hervida se descarga contra el objeto. Si no saliera, podemos ayudarnos de una gasa estéril, pues muchas veces se adhieren a estas.

En el caso de golpes, deben aplicarse lo antes posible compresas de hielo durante 15 minutos para disminuir el dolor y la inflamación. Una vez pasados los primeros momentos, conviene observar si se conserva la visión o se ven destellos.

La queratitis se soluciona con facilidad ocluyendo el ojo unos días y facilitándole la recuperación con pomadas antiinflamatorias.

## EL EXPERTO RESPONDE

**DRA. MARÍA JOSÉ CAPELLA**
*Oftalmóloga*

**1_¿Cuál es la urgencia oftalmológica más grave? ¿Qué hay que hacer?**

Una de las urgencias oftalmológicas más graves son los traumatismos con perforación ocular: heridas producidas por juguetes puntiagudos, cuchillos, lápices, trozos de vidrio, clavos, etc. Ante un accidente grave de este tipo, cuando se tenga duda de la integridad del globo ocular, es fundamental no ejercer nunca presión sobre el ojo, no intentar abrirlo ni manipularlo de ninguna manera, no hacer ningún esfuerzo y acudir a un servicio de urgencias lo antes posible.

**2_Tras un golpe en un ojo, ¿qué es lo primero que hay que hacer?**

Los golpes en el ojo pueden tener una repercusión muy variada: desde una erosión corneal leve, que cura en pocas horas, hasta el temido estallido ocular con riesgo de pérdida del contenido interno. Si el golpe ha sido fuerte y experimentamos síntomas como dolor intenso, problemas de visión (borrosa, distorsionada, con manchas, con destellos), inflamación en los párpados, sangrado en la parte blanca del ojo, dolor de cabeza o incluso mareos o náuseas, debemos acudir a urgencias. Nunca debemos frotar, presionar ni manipular el ojo ni intentar extraer un cuerpo extraño si hubiese entrado, ya que corremos el riesgo de producir un daño mayor.

**3_¿Qué hacer ante un ojo rojo?**

La mayoría de los pacientes solo tienen una inflamación leve en la superficie ocular, que puede deberse a distintas patologías: conjuntivitis, sequedad ocular, alergia, abuso o mal uso de lentes de contacto, etc. Sin embargo, algunos casos de ojo rojo pueden estar relacionados con problemas más graves (úlceras o infecciones en la córnea). Es importante consultar al oftalmólogo para que valore cada caso. Si hay pérdida de visión o dolor ocular, la visita al oftalmólogo debe ser urgente.

**4_La luz intensa (focos, nieve...), ¿puede traer problemas serios? ¿Cómo se previenen?**

Es habitual que los síntomas aparezcan horas después de un día de esquí sin la adecuada protección ocular. Notamos inicialmente escozor, lagrimeo, rojez y, al final, dolor intenso que impide abrir los ojos. Es la llamada *queratitis actínica* o *ceguera de la nieve*. Siempre debemos emplear gafas con alto índice de protección solar cuando vayamos a la nieve, incluso en días nublados. De igual modo, mirar un eclipse solar sin la protección adecuada puede producir daños en la zona central de la retina (fondo de ojo), llamada *mácula*, y conducir a una pérdida de visión. Asimismo, los punteros láser, tan utilizados en la actualidad, también pueden suponer un grave riesgo para la visión según la potencia que tengan, pues pueden producir quemaduras en la mácula y generar una pérdida de visión irreversible. Por ello, nunca debemos apuntar a los ojos con estos dispositivos.

**5_¿Cómo se manifiesta un desprendimiento de retina?**

La visión de moscas volantes (puntos negros móviles) y destellos luminosos, en ocasiones repetitivos y percibidos sobre un mismo sector del campo visual, puede indicar la presencia de una rotura o un desgarro en la retina. La aparición de una sombra, parecida a una cortina negra, es síntoma de un desprendimiento de retina ya establecido.

# URTICARIA

Enfermedad de la piel que se caracteriza por la presencia de habones o ronchas.

## DEFINICIÓN

Se trata de ronchas del color de la piel o más enrojecidas, sobreelevadas y calientes al tacto. No sobrepasan los diez centímetros de diámetro y son cambiantes; es decir, aparecen en un lugar y luego pueden desaparecer para volver a aparecer en otro.

Sea cual sea el tipo de urticaria que se presenta, es importante controlar la duración del proceso, ya que los que duran menos de 6 semanas se conocen como *urticarias agudas*, y los que sobrepasan este tiempo como, *urticarias crónicas*. Estas últimas necesitarán tratamientos más intensos.

En general, la forma de aparición de la urticaria es muy similar en todos los tipos: se inicia con picores generalizados que pronto dan paso a la aparición de ronchas, un signo típico de esta enfermedad. La presencia de más de cincuenta ronchas repartidas por todo el cuerpo se considera *urticaria grave*; en este caso, se debe acudir al médico para que aplique un tratamiento lo antes posible.

## PREDISPOSICIÓN Y CAUSAS

Las causas que pueden provocar habones en la piel son muchas, aunque por lo general se deben a una reacción alérgica ante múltiples factores desencadenantes. Este tipo de urticarias se conoce con el nombre de *urticarias inmunológicas*. Sus desencadenantes más frecuentes son medicamentos (aspirina, penicilina, antiinflamatorios, hipotensores...), alimentos (fresas, huevos, marisco, conservas, plátano, chocolate...), colorantes, conservantes y potenciadores de sabor, picaduras de insectos, transfusiones sanguíneas, vacunas...

Otro tipo de urticaria es la no inmunológica, o de causa física. Los factores desencadenantes más habituales son el frío, el sudor, el ejercicio físico, los roces o las fricciones, la presión por ropas ajustadas, etc.

## PREVENCIÓN Y TRATAMIENTO

Cuando la causa está clara, por ejemplo tras comer un determinado alimento, tras tocar una planta, aplicarse un perfume, etc., debe evitarse de ahí en adelante el contacto con ese elemento. En el caso de brotes frecuentes de urticaria es conveniente tener a mano algún antihistamínico tipo cetiricina, loratadina o hidroxicina para abortar el brote lo antes posible.

Nunca deben usarse antihistamínicos en cremas ni en pomadas, pues con frecuencia producen intolerancia y empeoran la situación. Sí ayudan las lociones de calamina o de mentol, ya que son antiinflamatorias y refrescantes. Lo mejor es permanecer en reposo, porque en muchos casos ceden en dos o tres horas.

Las urticarias que profundizan más allá de la epidermis y la dermis y llegan al tejido celular subcutáneo, donde hay grasa, y a submucosas, donde hay nervios y capilares, reciben el nombre de *angioedema*. Es una forma más grave que produce edemas en la cara, genitales, extremidades y submucosa intestinal. Se producen deformaciones faciales debido a la hinchazón de ojos y labios, dolores abdominales y dificultad para tragar alimentos o respirar. Aunque pueden ceder espontáneamente, conviene que se administren corticoides o adrenalina y se remita a la persona afectada a un centro hospitalario lo más rápidamente posible.

## EL EXPERTO RESPONDE

**DR. JOSÉ LUIS ALOS RIBERA**
*Dermatólogo*

**1_**Si el antihistamínico por vía oral o inyectado es útil, ¿por qué no lo es en crema o pomada?

Por su pobre capacidad de absorción y su escaso poder para alcanzar cualquier punto del organismo donde haya que actuar. Además, con muchísima frecuencia producen reacciones alérgicas en la zona en la que se aplican. Es frecuente que lleguen a la consulta del dermatólogo casos de urticaria agravada por el uso de antihistamínicos tópicos de los que se pueden adquirir sin receta médica.

**2_**¿Qué es una urticaria colinérgica?

Es un tipo de urticaria debida al contraste de temperatura, sobre todo al practicar ejercicio físico o ducharse con agua a temperatura más elevada que el cuerpo. Se trata con comprimidos media hora antes de ducharse o de practicar ejercicio. A veces producen algo de somnolencia, por lo que hay que tenerlo en consideración si se van a practicar deportes de riesgo.

**3_**¿En qué consiste la urticaria a frigore?

En este caso la urticaria se presenta por una disminución de la temperatura corporal o contacto con objetos o materias frías. Los habones aparecen en el lugar de contacto. Es peligrosa si se produce en el mar y no hay ayuda sanitaria a la que acudir.

**4_**¿Qué es el dermografismo?

Es un tipo de urticaria por presión sobre la piel, por ejemplo en las zonas donde aprieta la goma elástica de una prenda. El dermatólogo, en muchas ocasiones con un objeto romo, *raya* la piel para ver qué tipo de respuesta da. No tiene un significado clínico. Su nombre viene de *dermo* (piel) y *grafismo* (escribir): «escribir en la piel».

**5_¿Existe algún remedio casero contra la urticaria?**

Antes de administrar medicamentos conviene saber que los baños de avena, el vinagre de manzana o las lociones de calamina son sustancias que, aplicadas en los habones, favorecen su remisión. Nunca deben darse bebidas alcohólicas ni estimulantes como café o té. Sí son beneficiosas las infusiones de bebidas de valeriana, hierbaluisa o tila.

**6_¿Qué porcentaje de población la padece?**

Según datos facilitados por la OMS, el 1 % de la población adulta, y supone para ellos un promedio de tres días al año de baja laboral. Evidentemente, depende mucho el padecimiento de las distintas épocas del año, de la zona geográfica, del tipo de alimentación, etc.

# VÉRTIGO

Pérdida de la orientación con falsas sensaciones de desplazamiento de los objetos que nos rodean, o de nosotros mismos.

DEFINICIÓN

El vértigo es un síntoma que acompaña a diversas enfermedades o alteraciones del organismo. Se estima que lo sufren o lo sufrirán el 10 % de las personas, la mayoría de ellas mujeres que ya han superado la quinta década de vida. Es una sensación muy molesta e incapacitante.

A menudo, se confunden los vértigos con los mareos. La diferencia es sencilla: mientras que el vértigo es solo sensación de pérdida del equilibrio o de falso movimiento propio o de los objetos que nos rodean, en el mareo las manifestaciones son reales; hay náuseas, sudoración exagerada, desfallecimiento, inestabilidad y, a menudo, pérdida de la consciencia, por lo general de no muy larga duración. El mareo, con frecuencia, lo producen la disminución brusca de la tensión arterial, la caída de las cifras de glucosa en sangre (hipoglucemia), el exceso de calor, la deshidratación y la ansiedad o la angustia.

PREDISPOSICIÓN Y CAUSAS

Pueden tener diversas causas, las de mayor frecuencia son las que se producen por alteraciones del oído interno, donde se encuentran los órganos del equilibrio. Se conocen como *vértigos otológicos*. Recordemos que la función del oído no es solo auditiva; también, junto con los ojos y diversos receptores de estímulos situados en la piel, las articulaciones y sobre todo la columna vertebral, se encarga de mantener el equilibrio del cuerpo.

Este tipo de vértigos otológicos se manifiestan brusca e intensamente y obligan a no realizar ningún tipo de movimiento. Vienen acompañados de sudores, náuseas y vómitos, y pueden durar entre media hora y dos horas. Se les suele añadir disminución o pérdida de la audición y zumbidos de oído (acúfenos) de manera transitoria.

Otro tipo de vértigo es el que no tiene causa otológica. Su principal característica es que no se acompaña ni de sordera ni de zumbidos de oídos, y no suele presentarse bruscamente ni con gran intensidad. Se acompañan de dolores de cabeza localizados por encima de la nuca y de las orejas, así como en la frente, lo que hace que este tipo de dolor se conozca como *cefalea en corona*.

Son también habituales alteraciones oculares como centelleo, visión con neblina y pérdidas transitorias de visión.

Entre las principales causas destacan la hipertensión arterial, las hemorragias cerebrales, las crisis de angustia y depresión, la arteriosclerosis, la artrosis cervical, la embriaguez y el consumo de algunos medicamentos, sobre todo antibióticos como estreptomicina, tetraciclina, gentamicina y también las drogas ilegales.

## PREVENCIÓN Y TRATAMIENTO

Si aparece el vértigo debe colocarse a la persona que lo sufre en reposo en una habitación con poca luz, sin temperaturas extremas y sin ruidos. Se deben evitar los movimientos de la cabeza, aunque sean mínimos, pues lo empeorarían, se debe intentar fijar la vista en un punto u objeto determinado y evitar cerrar los ojos. La aplicación de paños empapados en alcohol o vinagre es también una medida adecuada.

Si duran más de treinta minutos o se acompañan de vómitos, dolor intenso de cabeza, sangrado por el oído o dificultad para hablar, debe acudirse al médico de inmediato.

Las personas que padecen con frecuencia vértigos deben evitar el consumo de tabaco y de bebidas excitantes como el café, el alcohol y las que contienen cafeína, así como conducir vehículos y manejar máquinas que pudieran implicar riesgo, así como hacer esfuerzos y practicar deportes violentos.

**DR. CARLES DURAN CULAT**
*Otorrinolaringólogo*

**1_**¿A qué se debe que al estar a una cierta altura se produzca el vértigo?

Este hecho se conoce con el nombre de *acrofobia*. No es una enfermedad otorrinolaringológica en sí misma y debería tratarla un psicólogo.

**2_**A veces también se produce vértigo al ver a una persona en una altura o en un riesgo. ¿A qué se debe?

Se trata también de una cuestión psicológica. La persona que lo padece imagina que puede ser ella misma la que está en peligro; también es un caso para que actúe el psicólogo.

**3_**¿Qué es la cinetosis?

Es el mareo producido por el movimiento. Es muy típico de los viajes en barco, coche, etc. También es frecuente que se produzca en atracciones, pero no tiene nada que ver con el vértigo.

**4_**¿A qué pruebas puede someter el médico a la persona propensa a padecer vértigos para diagnosticarlos?

Radiografía de vértebras cervicales, audiometría, pruebas vestibulares (del oído interno), sin olvidar el estudio de la tensión arterial y una analítica básica.

**5_¿Es cierto que en los viajes en globo no se produce vértigo?**

Es cierto. De hecho, cuando no se está en contacto con el suelo no se suele producir vértigo. Por ejemplo, en avión: aunque se mire por la ventanilla, no aparecen vértigos. Otra cosa es miedo a volar, pero vértigo no. Sí se puede producir en un balcón o en cualquier otra altura por pequeña que sea, siempre que los pies estén en contacto con suelo firme.

**6_¿Cuáles son los últimos avances en su tratamiento?**

Se pueden tratar psicológicamente y también con medicamentos contra el mareo, aunque se duda de su origen psicológico, pues algunos animales, como por ejemplo los perros, cuando viajan pueden marearse e incluso vomitar.

**7_¿Qué es la enfermedad de Ménière?**

Es un trastorno del oído interno que produce vértigos, zumbidos de oído (acúfenos) y sordera. Se producen brotes de horas a días y actualmente su causa es desconocida.

# VÓMITOS

El vómito o emesis es la expulsión por la boca del contenido gástrico mediante una contracción brusca del estómago.

## DEFINICIÓN

El vómito se produce cuando el cerebro le da una serie de órdenes al organismo. Por regla general, viene precedido de náuseas (arcadas) y una desagradable sensación de malestar, que con frecuencia va acompañada de sudoración fría y de un aumento de la salivación.

Después se invierten los movimientos peristálticos, que son los encargados de hacer que la comida vaya progresando en el tubo digestivo hacia el recto. En este caso, la inversión del peristaltismo hace progresar la comida hacia la boca. Al mismo tiempo, aumenta la presión intraabdominal, por lo que el contenido gástrico acaba por ser expulsado al exterior.

Más importante que el color del vómito, que orienta hacia su origen o procedencia, es procurar que no se deshidrate el organismo y que el vómito no penetre en los bronquios ni en los pulmones y provoque asfixia, cosa infrecuente pero no imposible. Esto puede ocurrir en estados de inconsciencia por alcohol, drogas o anestésicos. Para evitarlo, cuando la persona inconsciente presente arcadas o vómitos, habrá que colocarla tumbada sobre un costado, con la cabeza apoyada en el brazo estirado que toca el suelo y con la pierna libre flexionada.

## PREDISPOSICIÓN Y CAUSAS

La mayor parte de las veces, el vómito es consecuencia de un reflejo del organismo que ocurre como una forma de protección natural, para eliminar las sustancias que el cuerpo desecha por estar en mal estado o contaminadas. Sin embargo, el origen no es siempre por causa digestiva, pues no son raros los vómitos gravídicos, durante el embarazo o ante la visión de algo desagradable. También pueden provocarlos situaciones de inestabilidad física, como viajes en barco o en coche.

Los lactantes presentan con mucha frecuencia regurgitaciones, pequeñas expulsiones de leche, como si rebosara lo que han ingerido. No son sintomáticas de nada, solo de que el esófago no está totalmente desarrollado como el de los adultos, y así se impide el retorno de lo tomado.

**PREVENCIÓN Y TRATAMIENTO**

Con frecuencia, los vómitos desparecen solos, sin necesidad de tratamientos ni de investigaciones diagnósticas posteriores. Es importante que no se coma mientras duren las náuseas o persistan los vómitos, y también ir bebiendo pocas cantidades de agua cada 15 o 30 minutos, para evitar que se deshidrate el organismo, sobre todo en niños y ancianos. Si además de los vómitos se produjera sed intensa, orina oscura o imposibilidad para orinar, aliento bucal a acetona, ojos hundidos o dolores fuertes de cabeza, debe acudirse lo antes posible al médico. En el caso de los lactantes, si las regurgitaciones son muy abundantes y no gana peso, debe consultarse con el pediatra. Fraccionar las tomas de alimento (haciendo tomas de menor cantidad, pero más frecuentes) consigue, en muchos casos, que no se produzca la regurgitación.

## EL EXPERTO RESPONDE

**DR. JESÚS LIESA RALLO**
*Médico de familia*

**1_¿Se puede uno deshidratar por vomitar?**

Sí. Si el contenido de lo expulsado es mucho, el cuerpo pierde líquido, que debe reponerse lo antes posible. Si se llega a perder más del 15 % del líquido corporal, las consecuencias pueden ser tan graves como la muerte. En bebés y ancianos el riesgo de deshidratación es mayor, igual que en personas que presentan enfermedades del corazón o el riñón. La deshidratación también se puede producir por diarreas e incluso por mucho calor ambiental.

**2_¿Qué síntomas produce la deshidratación?**

Piel seca y arrugada, labios y boca secos, ojeras, cansancio, mareos y confusión, y también orina muy oscura. Si la persona nota estos síntomas, debe acudir a un médico sin falta.

**3_¿Tras beber mucho alcohol se suele vomitar por algo en concreto?**

Cuando ingerimos alimentos en mal estado, en situaciones de estrés o en infecciones del aparato digestivo, el vómito es un mecanismo defensivo que el cuerpo utiliza para evitar daños en la mucosa digestiva. Tras abusar de bebidas alcohólicas es frecuente el vómito, pues el organismo elimina mediante el vómito el alcohol, que es un irritante de la mucosa.

**4_¿Qué es un vómito en escopetazo?**

Es un vómito brusco que se produce sin náuseas previas. Se puede presentar en algunas enfermedades que cursan con aumento de la presión intracraneal, como la meningitis y algunos tumores cerebrales.

**5_¿Indica algo el contenido del vómito?**

El contenido de lo que se arroja es muy dispar, por lo general de lo comido con anterioridad (digerido o no). El color del vómito puede ser rojo vivo si contiene sangre de las partes superiores del tubo digestivo, por ejemplo del esófago, donde no ha entrado en contacto con jugos y ácidos digestivos. Será rojo oscuro si los jugos y ácidos han entrado en contacto con la sangre, como en el caso de la procedente del estómago, y tendrá un color amarillento si en su composición abunda la bilis.

**6_¿Por qué las embarazadas vomitan con frecuencia?**

No está clara la causa. Sí se sabe que las hormonas tienen un papel destacado, pero también hay otros factores favorecedores digestivos, inmunológicos o incluso psicológicos.

AGRADECIMIENTOS SINCEROS
A MIS COMPAÑEROS DE:

CAP Sagrera, Barcelona

CAP Dr. Barraquer, Sant Adrià del Besòs

CAP Parets del Vallès, Barcelona

Centro de Salud Univérsitas, Zaragoza

Centro Médico Teknon, Barcelona

Medigrup Nubiola, Barcelona

Centro de Oftalmología Bonafonte, Barcelona

Centro de Oftalmología Barraquer, Barcelona

Centro Médico Fonomed, Barcelona

Hospital CIMA, Barcelona

Hospital Universitario Arganda del Rey, Madrid

Consorci Sanitari Integral, Barcelona

Clínica Diagonal, Barcelona

Hospital de Nens, Barcelona

Hospital Universitari Vall d'Hebron, Barcelona